# 音乐治疗

## 精神疾病康复案例解析

〔澳〕阿尔弗雷多·佐蒂（Alfredo Zotti） 编著

李凯礼宓　王雪强　主译

河南科学技术出版社

· 郑州 ·

Music Therapy: An Introduction with Case Studies for Mental Illness Recovery

Published by Loving Healing Press Inc

Copyright © 2020 by Alfredo Zotti. All Rights Reserved.

Loving Healing出版社授权河南科学技术出版社
在中国大陆独家发行本书中文简体字版本。
版权所有，翻印必究
备案号：豫著许可备字-2021-A-0072

**图书在版编目（CIP）数据**

音乐治疗：精神疾病康复案例解析 /（澳）阿尔弗雷多·佐蒂（Alfredo Zotti）编著；李凯礼宓，王雪强主译. —郑州：河南科学技术出版社，2022.4（2024.3重印）

ISBN 978-7-5725-0656-7

Ⅰ.①音…　Ⅱ.①阿…　②李…　③王…　Ⅲ.①音乐疗法　Ⅳ.R454.3

中国版本图书馆 CIP 数据核字（2021）第 270118 号

出版发行：河南科学技术出版社
　　　　　地址：郑州市郑东新区祥盛街27号　　邮编：450016
　　　　　电话：（0371）65737028　65788613
　　　　　网址：www.hnstp.cn
策划编辑：李　林
责任编辑：任燕利
责任校对：马晓灿
封面设计：张德琛
责任印制：朱　飞
印　　刷：河南新华印刷集团有限公司
经　　销：全国新华书店
开　　本：890 mm×1240 mm　1/32　印张：3.75　字数：80千字
版　　次：2022年4月第1版　2024年3月第2次印刷
定　　价：32.00元

如发现印、装质量问题，影响阅读，请与出版社联系调换。

# 对本书的赞美

　　艺术和音乐在人们的生活中发挥着至关重要的作用；它们就像是奖励，为人们提供了一种满足感。阿尔弗雷多·佐蒂就是一个活生生的例子，患有精神疾病的人也可以为社区做出贡献。阿尔弗雷多通过自己对精神性疾病的认识和洞察，运用一种善解人意的方法来帮助和改善精神疾病患者的状况。阿尔弗雷多给我们分享了非常多的音乐治疗成功经验，特别是通过音乐治疗改善心理问题和阿尔茨海默病的记忆问题。这本书有助于患者康复并重获幸福的生活。

——Rie Matsuura

　　在我看来，在特定领域具有专长的作者往往具有一两个特质——健谈或实干、领导能力或一线经历。这些特质不仅告诉你应该做什么，而且可以帮你实现想法。《音乐治疗——精神疾病康复案例解析》就是由这样一个人写的。阿尔弗雷多·佐蒂已经帮助数百人，也许是数千人发现了音乐治疗的好处。他在钢琴旁耐心地帮助他人重新发现只有他们才能听懂的曲调。他通过公开表演帮助他人积极面对世界——而这些事情背后是阿尔弗雷多拖着沉重的音响和舞台设备，在舞台卖力演出，邀请著名音乐家加入，设计海报，进行 CD 录音，在工作室度过无数个小时，并通过庞大的音乐爱好者网络进行宣传完成的。阿尔弗雷多知道音乐是有魔力的，是有创造力和感染力的。更令人震惊的是，阿尔弗雷多寻求的唯一回报仅是帮助更多人。

——Paul Wilson

*Instant Calm*，*The Little Book of Calm* 等书作者

阿尔弗雷多的这本书可被视为帮助精神疾病患者的重要工具书，也可以作为音乐治疗师的手边书。阿尔弗雷多以谦逊和慷慨的方式分享了他成功的音乐治疗方法，这些方法结合了他在音乐和心理学等方面的深厚知识，他理解也感受着患有精神疾病患者的痛苦。谁会不愿意阅读阿尔弗雷多这样通过成功案例描述内容的书呢？在书中，阿尔弗雷多证明了音乐治疗在精神障碍患者康复过程中具有重要意义。

——Helena Brunner

O.A.M.，残奥会游泳运动员

阿尔弗雷多·佐蒂的这本著作向我们表明，音乐治疗是一种极其强大而美妙的自我疗愈发现之旅。音乐可以减少焦虑，促进幸福，因而可以成为一种帮助人们缓解情绪的工具，并为患者提供生活的目标。阿尔弗雷多帮助患有自闭症的儿童开发他们的好奇心，开启他们的音乐治疗之旅。正是因为他对患者的同理心以及他对音乐和心理学的深入了解，阿尔弗雷多为人们的生活带来了积极的改变。我强烈推荐把这本书带给那些需要了解音乐治疗知识及需要采取音乐治疗促进他人健康的人们。

——Krystyna C. Laycraf

博士，物理学家、教育家和艺术家

# 参译人员名单

主　　译　李凯礼宓　王雪强

副主译　沈　敏　吕　梅　张一楠

参译人员（按姓氏笔画排序）

　　　　　刘妍君　吴呈呈　张　咏　张梦璇

　　　　　张寒葭　陆伟源　胡　欣

秘　　书　刘妍君　吴呈呈

# 序1

鲍勃·里奇博士撰写

当我还是个极度沮丧的年轻人时，常觉得自己被关在一个空荡荡的铁盒子里。音乐是唯一使我能够坚持下去的动力。当时我存了些钱，买了一台小型唱片机和几张唱片（那时候唱片都是黑胶的）。唱片机没有耳机，当我感到情绪低落以致无法学习，甚至无法做其他任何事情的时候，就趴在地板上，听唱片机放的音乐。我躺在地上，沉浸在肖邦的钢琴独奏曲里，或者贝多芬的 *Pathetique*（《悲怆》或《第八钢琴奏鸣曲》）或《第九交响曲》（《合唱交响曲》）的第一乐章里，这些乐曲将我从痛苦中解救出来，带我进入平和的心境。

跑步是我抵抗抑郁情绪的另一种方法，我从11岁起就一直依赖这个方法。从接触音乐开始，每次跑30英里（约48.28千米）时，德沃夏克的《第八交响曲》就从头到尾陪伴着我。可惜在那个年代，没有耳机或小巧便携的电子设备。

1976年，艾萨克·阿西莫夫为 *High Fidelity* 杂志写了一篇以2001年为背景的短篇小说《进场》。故事的主人公是一个在精神病院演奏儿歌 *When the Saints Go Marching in* 的长号手。好吧……你自己哼哼，这旋律是不是让你的脚趾头都轻快起来了？你的呼吸是不是随着这节奏变得顺畅了？

下面是关于音乐所带来益处的最后一个例子。过去10年间

（我写这篇文章的时候），澳大利亚的音乐家们无偿录制了公益唱片帮助医院里的孩子们和其他有压力的人群。舒缓的音调……是的……非常舒缓。平静取代了焦虑。

在《音乐治疗——精神疾病康复案例解析》这本优秀的著作中，阿尔弗雷多·佐蒂为我从自己的生活中了解到、观察中学习到的内容提供了证据：音乐治疗是有效的，而且是缓解痛苦的有力辅助手段。

虽然阿尔弗雷多没有音乐治疗或心理学治疗资质，但他在这两个方面都很出色，在其他许多方面也是。他和我素未谋面，但二十多年来我们一直以朋友或合作者的关系保持联系。他是一位才华横溢的音乐家、艺术家，写了不少帮助他人的励志书籍。

如果他把他的那些才能用来为自己谋利，他可能会变得非常富有。然而他和我一样，很早就明白一个道理：花钱远比拥有金钱本身更有价值。因此，他的大部分工作都是无偿的。本书的全部利润将用于支持 Kidman Center（基德曼中心）。如果每个人都像阿尔弗雷多一样，那么我们会有一个可以长久依靠的未来。

他怎会如此多才多艺呢？他就像老话说的那样："如果生活给了你酸楚，那就给自己加点甜意。"他大半辈子都生活在双相障碍（以躁狂和抑郁交替发作为临床特征，全称双相情感障碍，又称躁狂-抑郁性精神病）的阴影里。他之前的著作《确诊双相障碍之后的有效生活指南》（2018年出版）和《阿尔弗雷多之旅——一位患有双相障碍的艺术家的创意生活》（2014年出版）描述了他是如何从一个有自杀倾向、无家可归的年轻人变成一个可以自力更生且对社会变革有推动作用的年轻人。我想让你受到阿尔弗雷多的启发：无论你遭受了什么痛苦，为了自己和他人，请把它往好处想。

阿尔弗雷多挑战的是双相障碍。他学会了充分利用自己的热情，用三倍的精力去作画、演奏、作曲、写作，他的行为甚至对当地社区都有积极的影响。他的热情之一就是与那些误解（所谓的）精神障碍（如抑郁症、焦虑症、双相障碍、精神分裂症、人格障碍等）患者的人抗争。

在本书中，阿尔弗雷多并没有打算取代音乐治疗师，因为每个人的情况都是独一无二的，而音乐治疗方案在某种程度上需要通过反复试验来进行具体设计。同样，即使是经验丰富的音乐治疗师也会觉得本书十分有用，因为很多人都已经向阿尔弗雷多咨询过了。

如果你患有精神障碍，或者正在照顾精神障碍患者，或许你不应该把这本书仅仅当作一本自我帮助的书籍，你会发现它是一本非常宝贵的指南：指导你什么是可用的，如何应用它，对音乐治疗应该有什么期望，以及如何与音乐治疗师配合。

如前文所说，在我抑郁症发作期间，肖邦和贝多芬的音乐是主要慰藉方式之一。我曾反复播放贝多芬《第九交响曲》第一乐章（不是第四乐章）。我在《从抑郁到幸福——一份自我治愈指南》一书中写道："无论抑郁症告诉你如何，只管做与它相反的事。"以上这些建议是给那些情绪低落时不想听音乐的人的。冥想音乐也可以使人振奋起来。有氧运动是一种即时有效的抗抑郁"药物"。如果再加上有韵律节奏的音乐"When the Saints Go Marching in"，你会感觉怎样呢？

＊＊＊

鲍勃·里奇博士已经结束了五个不同的职业生涯，其中包括已经持续了十多年的心理治疗师工作。他最近写的一本书是《从抑郁到幸福——一份自我治愈指南》。你可以在他的博客中找到很多相关读物。

# 序2

保罗·科克伦撰写

　　阿尔弗雷多写了一本有关音乐治疗以及它对情绪障碍的一系列益处的著作。阿尔弗雷多是一位有才华的音乐家，且对各种流派的音乐都有鉴赏，他非常熟悉音乐在控制自己情绪状态方面的治疗价值。作为双相障碍患者，阿尔弗雷多在音乐创作和音乐鉴赏中得到了很多的安慰。

　　我们都能体会到音乐对改变我们情感状态的力量。想想你最喜欢的电影片段以及电影配乐所带来的强烈情感。如果没有音乐，这些场景就大不一样了。音乐除了对我们的情感有影响之外，在重新点燃回忆和联想方面也有着深远的影响。想想上一次你听到的某一首歌，它不仅立刻把你带回到10年或20年前，而且那些过往的经历也牵动了你所有的情感。正如阿尔弗雷多在他见解深刻的著作《音乐治疗——精神疾病康复案例解析》中强调的那样，使用音乐进行系统干预可以有效地调节一系列认知和情感障碍，产生多种治疗效果。

　　作为一名临床心理学家，我经常鼓励我的客户去准备一首歌或建立一个播放列表，以便处理各种复杂的情绪。我不是一个受过专业训练的音乐治疗师，使用的这些音乐从来都不是我临床实践的一部分。然而，在一次又一次与客户的合作中我了解到，人们自己会发现，音乐其实是一种自我慰藉，一种激励自己的方式，一种改善情绪的方法。音乐还有许多其他功能。阿尔弗雷多在本书中简捷有效地抓住了一个主题：音乐治疗是一种更加结构化和系统化的精神疾病治疗方法，能带给人们健康的情感。

我祝贺阿尔弗雷多精彩地总结了音乐疗法可以在一系列心理困难中起到的补充作用。《音乐治疗——精神疾病康复案例解析》是一本所有有兴趣促进自己或他人身心健康的人都可以阅读的书。

# 目录

# 第一章　音乐治疗介绍

在本书中，我希望将音乐治疗描述为一种用于帮助那些患有精神疾病和精神失常人群的一种实用、有效且被广泛认可的方式。不幸的是，像世界上的其他国家一样，澳大利亚政府并不为那些无力承担音乐治疗费用的人群提供心理健康医疗保险。虽然本书并非为特定人士而作，但是其中包括的治疗手段仍能为患者减轻症状。同时，因为每个人的情况都是特殊的，治疗师需要根据患者的个体情况来提供指引。

虽然我没有获得音乐治疗师资格认证，但这一行业的从业人员经常向我咨询，因为我是一名称职的钢琴家、作曲家和音响师，并为多名艺术家制作过多张专辑。从 1993 年起，我加入了澳大利亚表演权利协会（APRA）和澳大利亚机械版权所有权协会有限公司（AMCO）。最近，我完成了自己的爵士专辑，用于为基德曼中心筹资。值得一提的是，我和我的妻子都患有双相障碍，我与多位心理学家及精神病学家在各种问题上进行过合作。我写过三本书，一本是关于精神疾病的，一本是与其他作家合作的关于艺术治疗的，还有一本就是本书。我拥有大学荣誉学位，主修的是社会学、人类学，我还有三年的心理学学习经历。

在接下来的章节中，我将依据我帮助过的各种精神疾病的患者——阿尔茨海默病、自闭症、焦虑症、抑郁症、双相障碍及精神分裂症患者来讨论这个方法。无论是与药物干预治疗相结合，还是在药物干预无效时作为单一治疗方案，音乐治疗都是十分有效的治疗方法，毕竟药物干预不是对所有人都有效的。经过多年的实践，我已经形成了自己独特的治疗理论，这也得益于我对社会学、人类学和心理学这三个领域的研究。本书各章节均有研究支持，如有必要，我会指出需要更多研究的问题。

## 什么是音乐治疗？

美国音乐治疗师 Bruscia（2014，p.12）将音乐治疗定义为：

音乐治疗是一个系统的干预过程，在这个过程中，音乐治疗师把音乐体验以及通过音乐体验发展的关系作为治疗动力来帮助患者促进健康。

Alvin（1966，p.11）给出了在一定程度上更深层次的定义，作为对 Bruscia 定义的补充：

音乐疗法是在治疗、康复、教育以及训练患有生理、心理或情绪障碍的成人和儿童时，有控制地使用音乐。因为治疗是音乐的一种功能，音乐本身不是目的，所以音乐的治疗价值与所使用的音乐种类不一定有关，也不一定与音乐治疗师的音乐成就有关。音乐对人的影响主要是由于声音对人的影响，纵观历史，音乐就是从声音对人的影响中诞生的。因此，音乐有治疗的价值，或许也有负面的影响。

Koelsch（2009）认为音乐治疗的效果是由五个方面构成的：

注意调节、情绪调节、认知调节、行为调节和沟通调节。Koelsch
（2009，p.26-27）写道：

> 这些调节过程可以对心理和生理健康产生有益的影响。音乐可
以唤起强烈的情感并稳定地影响情绪……由音乐诱发的情绪可以调
节大脑边缘系统和边缘系统周围结构的活动。

现在，我将逐一讨论这些音乐的影响。

## 注意调节

注意调节是音乐治疗的一个复杂领域。例如，根据 Koelsch
所说，当我们的注意力被音乐所吸引时，我们会从任何可能导致
负面想法或经历的刺激中分心。假设一个人一直在担心一些个人
问题，如财务问题，那么当这个人听到从电台里传出的一首歌或
者一段优美的旋律时，他会因专注于这段旋律而暂时将个人财务
问题放在一边。然而，问题并不总是这么简单。例如，一些抑郁
症或焦虑症患者根本不喜欢听音乐，患者可能完全沉浸在自己的
消极情绪中，不想听任何音乐，只有让患者强迫自己去听，才能
开展音乐治疗。

对于有精神障碍的人来说，音乐治疗要发挥作用，开始会有
一定的困难。因为有些歌曲或音乐会加重他们的忧虑、沉思、焦
虑或抑郁。对于任何一个有精神障碍的患者来说，在参与治疗时，
第一反应是挣扎。挣扎是这个人决定接受治疗的一次尝试，患者
将尝试与音乐治疗师合作，并且已经做好改变的准备。改变总是
要付出代价的——改变并不是自然发生的。在精神疾病中，改变

是极其困难的，因为一个人必须先承认自己有问题，然后才会与音乐治疗师一起努力解决问题，或者至少使精神问题对生活产生的破坏性小一些。

注意调节是音乐治疗的一个重要因素，但是音乐治疗师需要知道如何使用它，同时患者必须做好完成一些工作的准备，这些工作是音乐治疗师无法代替患者去完成的。

综上所述，当患者开始专心聆听合适的音乐时，注意力会发生变化，这有助于转移可能导致消极体验的负面想法。合适的歌曲或音乐是由患者主观决定的，因此，无论是患者一个人还是在音乐治疗师的帮助下，什么类型的音乐能带来帮助是由患者个人决定的。

## 情绪调节

Koelsch（2009）的研究表明，音乐可以调节大脑的部分活动，这些活动与情绪的调节、产生、终止、启动和维持有关。例如，想想一个人失去了爱人却哭不出来，仅仅听一首合适的歌，如 *Danny Boy*（Frederic Weatherly，1913），就能触发他的眼泪，从而打开情感释放的开关。许多研究（Becht et al.，2002；Cornelius，1997）清楚地表明，哭泣的好处有很多，特别是对处于痛苦中的人而言。

Koelsch 和 Jancke（2015）提到，最近的研究结果表明，音乐会对心脏活动产生影响，这反映在心电图的振幅形态上。也就是说，当心脏病患者聆听具有镇静作用的音乐时，他们的心率和血压数值会降低，疼痛和焦虑也会减轻。此外，相比令人平静的音乐，患者在听到令人激动的音乐时，心率和血压的数值会相应上升。因此，Koelsch 和 Jancke（2015）呼吁学界进行更多针对音乐对健康影响的研究，特别是有关心脏和呼吸的研究。

音乐可以影响心脏活动、血压和呼吸等生理变化。例如，焦虑症是一种与呼吸有密切关系的精神障碍疾病，一些音乐在缓解焦虑和调节呼吸方面特别有效（Koelsch et al., 2015）。与激昂的音乐不同，舒缓的音乐可以控制心率，尤其是当心率稳定在每分钟 60 次左右（大致等同于正常心率）时。对很多人来说，一分钟 60 拍的曲子，附上优美的和声和有趣的旋律，是非常具有吸引力的，可以缓解焦虑。

## 认知调节

音乐可以调节思维（Koelsch，2009；Khalfa et al., 2008；Nilsson，2009）。例如，记忆的过程就像是编码和解码音乐信息。这一功能对于阿尔茨海默病患者尤为显著，因为音乐和歌曲的编码解码过程可以刺激他们的记忆。认知调节也与语法和音乐的意义有关。

## 行为调节

根据Koelsch（2019）的说法，行为调节发生在音乐对行为产生影响的时候。例如，当一个跑者戴着耳机一边听音乐一边跑步时，跑者的运动频率会逐渐与音乐节拍同步；当舞者跟随音乐跳舞时，也会有相似的现象。音乐不仅可以帮助调节肢体行为，也可以帮助调节言语行为。通常人们会跟随音乐节奏呼吸，我们也可以利用音乐的这一特性借由音乐来引导放松训练，特别是对于自闭症儿童，音乐的这一特性具有更显著的效果，如果得到及早治疗，自闭症儿童的言语行为可在音乐治疗的帮助下得到极大的改善。患者可以通过音乐活动更顺利地进行社交行为，进而更快地融入社会。音乐治疗可以十分明显地改善患者协调肢体的行为能力，如双相障碍患者控制自身过激想法及过激情绪的能力。

## 沟通调节

音乐是沟通手段和语言桥梁，而且这两者常常同时起效。Geretsegger 等（2004）提出，即兴音乐是一种非口头的语言，同时也是一种潜意识的语言。古典音乐家可以使用音乐而非文字而向听众传达情绪，有时音乐（如爵士乐表演者的集体即兴创作和演奏）比文字更能表达某些情感。除此之外，仅使用音乐交流时，沟通可以在更深的情感层面上进行，能够帮助陷于困境的人更好地处理其个人的挣扎。我们都清楚音乐在表达爱方面的力量，或者可以想想，电影场景是如何通过配乐增强情感的，以及音乐如何更加有力地向观众传达信息。动物也会用声音来交流情绪、感受和需求。

然而，很少有研究能帮助人们更好地理解音乐作为一种语言和手段是如何表达文字可能掩盖的内容的。当我在为我的专辑选择合适的音乐家时，我总会确保我可以与他们进行音乐上的交流。乐句和鼓点，或者即兴演奏，实际上取决于音乐家之间的沟通，以及将沟通内容同步到演奏中的程度。这不像口头语言，而是依赖于情感表达、音乐家的呈现与演奏乐句和节奏时机及技巧的一种交流。例如，当我坐在钢琴前时，我可以传达我的情感，有时候是情绪化的，有时候是理智的，即我可以借此表达我的平静、沉思、困惑或不安。

总的来说，音乐是一种通用的语言，它的独特之处在于没有固定的意义。同一首歌，在同一个社会、不同的背景下，会有截然不同的意义。正如 Blacking（1995，p.237）所说："'相同'的声音模式不仅在不同的社会中有不同的意义，在同一个社会中，也会因为不同的社会背景而产生不同的意义。"当我们遇到困难时，音乐可以安抚我们。同样，当社会出现问题时，音乐也会受到影响。然而，我不完全赞同 Blacking 的说法，因为即使是口头语言也会遇到相似的问题。例如，当我们在网上给一个人写信时，我们并不能看到对方的表情。面对面的交流有助于理解彼此，但是在不见面的情况下，我们可能会误解对方的意思。仅仅使用符号和文字来交流也存在这种问题，因为文字的意义可能会被曲解或误解。

回望过去，我们可以看到查尔斯顿舞（Charleston Dance，一种舞蹈）在 20 世纪 20 年代末是如何淡出历史舞台的，以至于到了 30 年代，因为经济大萧条等因素的影响，这种舞蹈成了历史。同时，我们也可以观察到第二次世界大战后音乐行业的突然繁盛和创造力的快速输出，如 Glen Miller 的大乐队音乐和 George Gershwin 等。我们也注意到自 20 世纪 60 年代开始，流行音乐、乡村音乐、爵士摇滚和布鲁斯这些新的音乐表达方式相继诞生。的确，60 年代对音乐来说是极为辉煌的。时至今日，我仍认为音乐可以帮助我们缓解很多问题的不确定性所造成的紧张感。

由于气候变化、流行病、经济等更普遍的世界问题，我们将比往常更依赖音乐，特别是年轻一代，更有可能依靠音乐来应对这个艰难的世界。由于年轻人的痛苦和不安，我预测将会有新的音乐形式作为一种新的批判意识而诞生。总而言之，音乐是人类诸多沟通方式中的一种。尽管部分研究已尽力阐明了音乐的沟通功能，但是因为音乐的这种功能非常复杂，所以学界急需更多研究来阐明。例如，Cross 和 Woodruff（2009，p.23）提出：

音乐作为一种沟通媒介，它包含的特性可以优化处理社会不确定性的情况，因此，音乐和语言共同构成、完善了人类的沟通途径。根据上述内容，我们提出了音乐意义理论，并将其含义与最近的语言韵律特征理论进行了比较。

在音乐治疗中韵律是一个极少被提及的词，但是它有着重要的意义。英语词汇网对韵律学的释义是：

韵律是诗歌中使用的节奏和声音。那些会即兴饶舌的孩子，能够把他们的韵律和已经设定好的节奏结合起来。韵律也可以指语言的节奏和声音，散文也有自己的韵律。韵律的重点在于词语的重音在哪里，以及这些重音是如何协同工作的。当你大声朗读像 Alice

Munro 这种伟大作家的作品时，你会发现这些作品的韵律和其他因素一样，是故事向前发展的动力。

"音乐是一种通用语言"这一观点得到了英国著名生物学家达尔文（1872）的支持，他认为"音乐能够捕捉到许多物种的情感状态与声音之间的关系，在音乐信号中体现了发声者情感状态的线索"（Cross et al., 2009）。同时，达尔文（1872, p.34）指出："音乐的这一功能留下了更微妙而难以具体解释的影响，我们称之为歌曲的音乐表达。"我同意达尔文的观点，他的观点可以理解为：我们之所以忽视了音乐的强大力量，是因为我们缺乏相关知识。在面对繁杂的精神疾病时，为了达到更好的治疗效果，我们应该采取尽可能多的干预手段，音乐治疗无疑是一种非常有效的手段。

音乐治疗有两种基础的方式：接受型和主动型。接受型以听音乐这一被动行为为主，而主动型以演奏乐器这一主动行为为主。本书将围绕被动型音乐治疗展开。

## 音乐治疗师所面对的问题

因为音乐是一种主观体验，所以我们常常忘记并不是所有人都喜欢音乐，并且只有少数人会喜欢所有类型的音乐。通常情况下，大多数人有自己偏爱的流派、歌曲或音乐家。部分人群在听到一首不喜欢的歌时还会感到焦虑。对于音乐治疗师至关重要的是要记住音乐只是辅助治疗工具，只要这种音乐是患者喜欢且有疗效的，那么音乐的种类便无关紧要，哪怕是会使音乐治疗师感到不舒服的重金属音乐。当然，这对于音乐治疗师来说可不是一件幸运的事，因为在此过程中音乐治疗师不得不努力对患者选择的音乐表示赞同。

音乐治疗师经常遇到的另一个问题是，音乐并不是万能药方，有时候它无法对一些人起效。实际上，在极少数案例中，如果使用了不恰当的音乐，或者部分人群无法对音乐做出回应，那么音乐的加入还会产生新的问题，而我们必须接受这个事实。对于新手音乐治疗师来说，意识到失败的可能性是很重要的，因为音乐并不适用于所有情况。然而，令人欣慰的是，音乐是一种奇妙的治疗工具，它可以帮助许多人获得健康，虽然我们不能帮助所有人，但是可以肯定的是我们能帮助很多人。

音乐治疗师的培养是很困难的，因为他们在学习这门专业之前，需要接受音乐训练，甚至熟练掌握一门乐器。并且，在毕业之前，除了至少四年的紧张学习，他们还将进行 1200 小时的临床实践。

音乐治疗师同时也应该是一名优秀的演奏者，并且能够用某种乐器进行即兴创作。优秀的音乐治疗师应当知道如何编排一个大型管弦乐团，以及如何指挥乐团和教授音乐。优秀的音乐治疗师还应该精通大多数音乐流派，并且具备循证实践的基本心理学知识。但是如果音乐治疗师没有正确的价值观，以上这些广博的知识便会失去价值。对于治疗来说最重要的是，音乐治疗师需要同时是治疗师和音乐家，并且能够与患者建立人际关系。根据 Rogers（1951）和他的人本主义心理学理论，今天我们认识到，"人本主义方法"或"以患者为中心方法"是正确理解人格的必要条件，没有这些条件，治疗就不可能真正对患者有效。音乐治疗师应该拥有稳定、成熟的人格，能够良好地进行沟通、分享和观察，在客观情况下表现出令人温暖的共情和理解，有幽默感，并且无论发生什么，都要有耐心和宽容（Alvin，1966，p. 162）。

既然如此，让我们通过一些典型案例，来深入音乐治疗的世界吧。

# 第二章 阿尔茨海默病与音乐治疗

当今，由于生育率下降和预期寿命的延长，我们正面临着前所未有的人口老龄化困局，这种情况在第一世界国家尤其严重。科技的进步、公共卫生系统的改善、人民健康水平的上升，这些因素共同促成了人口老龄化。有研究预测，从 2000 年至 2050 年的 50 年间，60 岁以上的老年人口比例将从 10% 上升到 21.8%（Lutz et al.，2008）。越来越多的研究开始关注以下两个领域：衰老的识别和神经退行性疾病的预防，如阿尔茨海默病（痴呆的一种形式，且只能在死后检查特定的大脑结构才能确诊）。由于老年人口的急剧增长，神经退行性疾病及其他老年人特有的疾病都会相应增加（Bishop et al.，2010）。

研究表明，聆听歌曲、唱歌或者演奏乐器能够改善阿尔茨海默病及其他类型痴呆患者的情绪和行为问题（Balbag et al.，2014）。针对双胞胎的相关研究显示，从小演奏乐器可以帮助预防神经退行性疾病，如痴呆等（Balbag et al.，2014）。

音乐记忆通常保存比较完善，因为大脑中与音乐记忆相关的关键区域受疾病的影响较少（Balbag et al.，2014）。目前尚不清楚音乐记忆为什么不受痴呆影响，这还需要更进一步的研究。

音乐可以缓解压力，减慢心率，减轻焦虑和不安，这些益处有很多参考文献支持。音乐还能有效降低护理人员的焦虑水平，促进积极情绪，提供一种与痴呆患者沟通的途径，尤其是那些交流困难的患者。

研究表明，认知功能下降的个体往往会发展成阿尔茨海默病患者，而聆听歌曲可以增强主观记忆功能和客观认知能力（Nicholas et al.，2010，2012）。很多过去的记忆可能会丧失，但聆听音乐有助于提高患者当下和未来的短期与长期记忆。

音乐能激发大脑网络功能相对稳定的区域。关于音乐如何帮助痴呆患者的研究正在进行。功能性磁共振扫描显示，音乐刺激不仅能激活个别大脑网络的活动，还能增加这些网络之间的交流，受刺激显著的网络区域有：执行网络、小脑网络和皮质小脑网络（Groussard et al.，2010）。前不久，我在视频网站上看了一部名为 Old Man in Nursing Home Reacts to Hearing Music from His Era 的影片，主人公是一位只能坐在轮椅上的痴呆共病抑郁症患者，在听了他那个时代的音乐以后，他的病情发生了巨大的变化。这部影片及本书中提到的其他相关资源都能够在相关网站上找到。

痴呆患者的语言和视觉记忆通路受损，随着病情的进展，情况会进一步恶化。但是，相关案例表明，储存音乐记忆的部分大脑相对健全，针对患者定制的音乐治疗项目，可以激活仍能工作的部分大脑组织。音乐记忆系统是独立于其他记忆系统的

（Eustache et al.，1990；McChesney-Artkins et al.，2003；Samson et al.，2005；Finke et al.，2012）。大脑是可塑的，大脑的部分区域可以代替受损部分执行操作，这个问题将在后面的章节中讨论。大脑网络能够将任务分配到新的区域以弥补损伤，虽然这并不适用于所有情况，但在大多数情况下是可以的。

相对来说，大脑的音乐记忆不受痴呆的影响，关于其能否取代正常的记忆功能，某些研究有所涉及，但尚无直接的指向性研究。例如，Groussard 等（2010）指出，音乐深刻地改变了长期记忆的过程，并诱导了海马体结构和功能的可塑性。在帮助痴呆患者及护理人时，我发现大脑中的音乐记忆区域在一定程度上可以代替正常记忆功能，并且注意到了一些可以支持这一理论的证据。

作为一名线上志愿者，受 Doidge 博士及其作品 *The Brain that Changes Itself*（2010）的启发，我对于帮助痴呆患者及护理人并找出大脑中的音乐记忆区域是否可以帮助改善受损的正常记忆区域特别感兴趣。根据研究得到的证据，我有了另一个未经检验的大胆的想法，那就是音乐能在多大程度上帮助受损的正常记忆区域，尤其是当患者开始演奏乐器（特别是钢琴）时。

## 案例分析：George 和 Sandy 的故事

George 是一位 89 岁的阿尔茨海默病患者，Sandy 是 George 的护理人。我和 Sandy 的第一次接触是在一个美国健康网站上。当时她正遭受抑郁症的折磨。在第一封通信中，她向我描述了照顾和她一起生活的祖父 George 是如何压垮她的精神健康的。她举了个简单的例子，她的祖父孤僻、沮丧，而且只能坐在扶手椅上，仅这一点就足以让 Sandy 感到沮丧。

我苦思冥想了很久，身为音乐家，我很清楚音乐在改善情绪方面有多么奇妙，所以我建议 Sandy 买一台二手的电脑当作点唱机，毕竟没有必要为了一个任何旧电脑都有的音乐播放功能而入手一台最新型号的电脑。Sandy 花了大约 40 美元买了一台 20 世纪 90 年代末非常流行的一款一体机电脑。我告诉她如何清理并删除电脑中所有不必要的文件，然后我们开始挑选 George 喜欢的音乐。虽然这是一个漫长而艰难的过程，但是 Sandy 最终还是收集了近百首歌曲，而且，正如她告诉我的那样，她知道在什么情况下用哪一首歌曲来帮助 George。

George 最喜欢的艺术家是 Al Martino、Tony Bennett、Frank Sinatra、Ella Fitzgerald、Louis Armstrong 和 George Gershwin。Sandy 创建了一个音乐库，把所有的歌曲都加载到歌单中，并且逐渐扩展这个音乐库。随着时间的推移，George 病情的改善有目共睹，他现在偶尔会出门散步，有时还会随着音乐哼唱起舞，这一转变使 Sandy 的心情也舒畅起来。Sandy 告诉我，George 现在的血压基本正常，脉搏正常，很少焦虑，医生说他的健康状况有所好转。然而，George 仍有记忆障碍，例如，当我在电脑前与 Sandy 聊天时，George 常会忘记我是谁。有时，在 Sandy 把我的一切都告诉他之后，他会提到阿尔弗雷多（我的名字）这个名字，但是一天后又全忘了。他的心情和生活质量都有所改善，但记忆力却没有，这仍然是个问题。

有一天晚上，我想到一个好主意，或许弹钢琴可以进一步帮助 George。这是个疯狂的想法，毕竟弹钢琴不是一件容易的事，也不是随便就能熟练掌握的，而对于 George 来说，这个年纪开始学钢琴更是难上加难。幸好 Sandy 家里有一台电钢琴，并且她曾经担任过乐队的键盘手，所以这个想法虽然疯狂，但是我认为还是值得一试的。我把这个想法告诉了 Sandy，并询问了她的看法，她很爽快地同意了："那我们就试试！"于是我们就行动了。

接下来的一周，我们开始教 George 弹钢琴，我负责远程教学，Sandy 负责面对面教学。她有一架很棒的罗兰钢琴，这架琴可以发出三角钢琴低沉的声音。我们从钢琴家 C. L. Hanon（哈农）的书 *The Virtuoso Pianist in Sixty Exercises for the Piano*（1928）（我也有一本，用于日常练习）开始教学。考虑到 George 的记忆力受损，一开始我们只挑了三首简短的练习曲，尽管这些练习曲是重复进行的，George 还是喜欢花很长时间弹奏它们。很快，我们增加了更多的练习曲，现在 George 可以记住部分练习曲片段，并且开始认识乐谱，演奏简单的作品。经过大约一年半的演奏练习和音乐聆听后，George 开始记得我的名字，甚至开始和我说话。正如 Sandy 告诉我的那样，George 的记忆力明显提高了，现在他能记住基本的东西了。虽然他过去的记忆受到了严重影响，但现在和未来的记忆有所改善。这个案例表明，音乐记忆确实可以取代大脑正常记忆区域的功能，我们迫切需要相关研究来得到更多信息。

这些年来，我一直和 George 保持着联系，除了讨论音乐，我们还会组合一些小歌曲以帮助他提高记忆力。例如，我们一起创作小歌曲来帮助 George 记住特别的任务、名字、日期，或者对他来说重要的事情。我们的线上会面通常约在周三上午，所以我们写了一首歌帮 George 记住每周三上午十点他和我有一个约会。这首歌就像闹钟一样提醒 George，渐渐地，George 可以不依靠这首歌而仅凭自己的记忆记住我们的约会。对于患有阿尔茨海默病的人来说，这是一个分水岭，也是一种期待已久的解脱。对 George 来说，这件事无疑增长了他的自信，也使他逐渐相信自己的记忆力。George 不再被阿尔茨海默病困扰，现在他能够完成一些简单的事情，也能记住一些事情。随着时间的推移，George 的记忆力逐步提高，但是他的疾病并没有完全治愈，他仍然需要依赖歌曲来完成和记住一些事情，不过至少音乐治疗对他有用，并且让他有能力开始较为正常的生活。

我个人的研究倾向于表明，对于像 George 这样的患者，当把音乐和与个人生活密切相关的一些重要事情密切结合起来时，音乐记忆确实能改善正常记忆中有缺陷的部分。当然，要达到这个目标并不容易，需要勇气、奉献精神、艰难的努力和耐心。好在光明就在前方，尽管音乐治疗被政府和专业医疗人员所忽视，这种疗法依旧是改善和治疗阿尔茨海默病或痴呆症状的强有力的工具。

最后，我可以自信地说，虽然音乐对晚期老年痴呆患者的帮助有限，但是音乐治疗真正的受益人是那些从小学习音乐和乐器的人。预防是更好的治疗方案。因此，全世界都需要更重视音乐教育的原因也就更清楚了。全世界都无法避免人口老龄化，正因如此，音乐应该被列入学校必修课程，让每个学生都能创作音乐和演奏乐器。音乐的地位应该和科学一样重要，因为离开了艺术的科学是不完整的。学校应该鼓励学生从小学习乐器，并且鼓励学生在往后的人生中也继续演奏音乐。毋庸置疑，学习音乐不仅可以有效预防痴呆，还能推动社会的发展。乐音至善。

# 第三章　精神疾病概述

在正式讨论音乐治疗对精神疾病患者的帮助之前，还有一个重要的问题，那就是要清楚 "精神疾病" 指的是什么。精神疾病有很多解释方法，我个人的观点是在与老友 Bob Rich 博士的探讨中形成的。我们一起探讨出了一个得到大量证据支持的理论，包括 20 世纪 90 年代美国的热议问题不良童年经历（adverse childhood experiences，ACE）。这是有史以来规模最大的纵向研究之一，根据这项研究，大多数精神障碍可以追溯到童年创伤经历，如性侵、家暴或语言暴力。ACE 研究旨在确定儿童期受到的创伤经历与后期精神障碍发展之间的联系。该研究显示，儿童期的创伤经历及成年后严重危害健康的行为（如吸烟、酗酒、药物滥用、滥交、肥胖和严重肥胖）与各种疾病之间有密切联系，包括抑郁症、心脏病、癌症、慢性肺病和寿命缩短。

创伤可能会导致严重精神疾病，如精神病和精神分裂症，但更常见的是幻觉，如评论性幻听和命令性幻听（Read et al.，2005）。因此，Read 等（2005）要求研究人员及音乐治疗师在尝试理解和帮助这类患者时，定期询问关于患者童年创伤的情况（Read et al.，2005）。更重要的是，Read 等认为，要理解童年创伤是如何导致精神病或精神分裂症的，需要综合生物学、心理学和社会学的相关内容，继而明确创伤经历，尤其是幼年和成长期（如童年）的创伤经历很可能改变大脑功能（Read et al., 2005）。

Maté（2010）认为，过去所受创伤常导致成瘾性行为，包括几乎所有被认为是不健康的行为，如沉迷整容、自残、酗酒、药物滥用以及过度消费（以致破产）（Read et al., 2005）。Maté 还认为，大部分精神障碍无疑都是由童年的创伤经历导致的。

2012 年，我向全球二百多位治疗师咨询了关于精神疾病的病因，其中包括了 Bob Rich、Paul Corcoran、David Butler 等心理学和精神病学专家。我特别强调，比起疾病背后的生物学机制，我更想了解患者的个人史。这一类患者的个人史非常相似：主要由创伤导致精神疾病。

针对咨询结果，我进行了统计分析。分析结果显示，由童年创伤经历如性虐待、语言暴力、身体虐待和霸凌引起精神疾病的患者占全球精神疾病患者总人数的 70%~80%，这实在是一个惊人的数字。随后我翻阅过去几年我帮助过的患者的病例时，我发现大部分患者的病因都有严重的创伤经历。

同时，根据我的治疗笔记和世界各地治疗师的讲述，其余精神疾病的病因是成年后受到创伤（如目睹一场有严重伤亡的车祸）以及性虐待（女性）。其中被强奸的经历占了很大的比例。全球范围内大约有 5% 的精神疾病患者病因不明，或仅由生理问题引起，与创伤无关。

震惊之余，我不得不重新思考我对精神疾病的看法。如果我们生活在一个没有强奸、没有虐童、没有霸凌的美好世界里，或许精神疾病就不会存在，至少不会像现在这么多。既然精神疾病主要是由创伤特别是童年期创伤引起的，那么我必须为此找出一个合理的解释。所以我邀请了我的朋友——心理学家 Bob Rich 博士和我一起探索，他是一名有多年从业经验的治疗师。

- 人类千差万别，我们都有基因上的长处和缺陷。但是缺陷只是潜在性的，并不是必然发生的。例如，酗酒的遗传缺陷只会成为酒精成瘾者的困扰，对于那些适度饮酒的人来说，即使有酗酒基因，也绝不会成为酒鬼。就像胰腺功能弱的人大多可通过合理饮食来规避患糖尿病的风险。

- 部分基因缺陷会使携带者成为精神疾病高危人群，如焦虑症、抑郁症、精神分裂症等。但是同样的，这些问题只由特定情况导致，而并不是必然会发生的。

- 早期童年经历要么会为规避基因缺陷提供保护，要么会成为精神疾病的诱因。例如，一个幼年时自卑的人，很有可能在成年后患上抑郁症或者焦虑症，而具体哪种疾病会被触发，则是由基因决定的。

- 对携带精神疾病遗传基因的孩子来说，通常其监护人也携带同样的基因。因此，早期童年经历和基因缺陷重叠往往会成为精神疾病的诱发因素，而不是保护因素。所以，担心遗传基因缺陷倒没有多大的意义。你不能改变孩子的基因，但是你可以改变抚养孩子的方式。

- 另一个问题是适应能力，这是一种承受压力、克服困难和迎接

挑战的能力。它也可能有遗传基础，也就是说，有些人可能天
生就比其他人的适应能力强。

- 然而，适应能力会在人的一生中发生变化。它随着时间、环境
的变化而变化，受当下身体健康状况、思想和同伴等因素的影
响。

- 无论何时，人都处于一定的压力之下。压力的来源并不重要，
因为工作的要求、生活的变化（即使是好的变化）、疲劳、疾
病、痛苦、冲突、悲伤、失望……都可能带来压力。就像过敏
原一样，当压力积累到一定程度的时候，大脑和身体会像受到
过敏原攻击时那样做出反应。

- 如果当下的压力超过了承受能力，那么人就会崩溃。这种崩溃
可能是暂时的，也可能是长期的，这取决于许多因素，包括个体
对压力的看法。

现在，让我们回到最开始的话题。一个人崩溃时候的症状是
由这个人的基因缺陷及其早期童年经历所决定的。患者对不同的
治疗方法如应用安慰剂、药物或者心理治疗可能都有应答，当然
有些患者也可能什么方法都不起作用，那就是个令人头疼的问题
了。但是，无论是儿童还是成人，如果没有受到过创伤，那么患
精神疾病的概率都会很低。

以上就是我对于精神疾病本质和病因的看法。接下来，我将
用案例来描述音乐治疗是如何帮助精神疾病患者的，第一个案例
是双相障碍。

# 第四章　双相障碍与音乐治疗

在对这一疾病开展治疗时，我的优势在于自身患有Ⅱ型双相障碍，这是一种与我妻子的Ⅰ型双相障碍比略温和一些的类型。在2018年出版的 *Got Bipolar?*（《患有双相障碍？》）一书中，我从严重程度和症状差异两方面，介绍了双相障碍的不同类型。

一般来说，根据严重程度、临床表现和症状持续时间，双相障碍可分为三种。尽管双相障碍的Ⅰ型和Ⅱ型及环性精神病都以情绪的高涨和低落交替出现为特征，但它们有所区别。

Ⅰ型双相障碍也称为Ⅰ型躁郁症，旧称为躁狂 – 抑郁性精神病，以情绪极度高涨和极度低落为特征，是双相障碍中最严重的一种。如果得不到有效控制，兴奋激动的情绪将升级为狂躁，使患者无法入睡，变得急躁易怒，想法层出不穷，说话飞快并且总想一次性表达所有想法，最终导致语无伦次、词不达意。其典型特征还包括毫无理性的行为，如草率消费或冒险的性行为。正因如此，这种更为严重的双相障碍类型常常被误诊为精神分裂症。

Ⅱ型双相障碍也称为Ⅱ型躁郁症，与Ⅰ型双相障碍的区别在于患者不会表现出狂躁的症状。兴奋的情绪仍然有可能导致问题，极度的抑郁也依旧存在，但即使情绪再高涨，也不至于进阶到狂躁的地步。尽管如此，Ⅱ型双相障碍患者仍会因情绪异常高涨所带来的种种问题而饱受折磨，有时甚至不得不住院治疗。Ⅰ型双相障碍的大部分症状与Ⅱ型双相障碍相同，言语急迫、思维失序、失眠、想法层出不穷以及无法与他人和谐相处等症状都有可能出现。这些症状和情绪无法通过治疗而消失，至少不会完全消失。患者得学着在患病的同时好好生活，接受这些症状，让它们成为正常生活中的一部分。

环性精神病是这三种双相障碍中最轻的一种，因此在美国也常被称为"温和型双相障碍"。它的主要特点是从兴奋到低落的频繁情绪波动，情绪波动有时甚至发生在同一天之内。由于患者的心情和症状变化很快，所以即便这是一种比较温和的类型，也会导致棘手的问题。环性精神病就像是坐上了情绪与感受的过山车。与Ⅰ型和Ⅱ型双相障碍患者相比，为了消解不断起伏的心情，环性精神病患者甚至更经常出现药物滥用和酗酒的行为。但是，不论患者的双相障碍病情有多严重，希望总是存在的。既然如此，接下来我将谈谈音乐治疗是如何帮助双相障碍患者的。

音乐能够帮助患者找到属于自己的表达方式，摆脱精神疾病所带来的相关症状和被污名化的感受。虽然在很大程度上而言，当今社会对心理疾病仍所知甚少，但根据我在 *Alfredo's Journey: an Artist's Creative Life with Bipolar Disorder*（《阿尔弗雷多之旅——一位患有双相障碍的艺术家的创意生活》）（2014）中阐明的一系列复杂的原因，音乐能够帮助我们表达自己的遭遇，并帮助我们借此卸下长期背负的想法与情绪所带来的负担。能够表达自己的沮丧对于康复十分重要，这也是我坚定地相信音乐治疗能够真正帮助精神疾病患者康复的原因。

以任意方式进入音乐的世界，不论是演奏乐器，还是仅仅聆听音乐或跟着哼唱，都能帮助我们把注意力从疾病转移到想象力和创造力上来。音乐能帮助我们找到一个全新的、更加快乐的自我。音乐就像是一种能够表达情意的语言，即便是单纯聆听，我们也能间接地进入表演者的世界，并且与他们所唱的歌词产生共鸣。这就是我一直希望探索的转变。我并非唯一有这种感受的人，事实上，许多研究者都提出了相似的观点（如 Prateeksha Sharma，2014）。

即使不会演奏乐器，也可以试试听音乐。音乐的选择有很多，但关键是要找到能让你感到舒服，有助于发泄情绪甚至哭出来的歌曲或旋律。音乐能够激发强烈的情感，这对双相障碍患者而言是非常重要的。

激发强烈的情感这一点很关键，例如，哭泣就像是松开心理问题阀门的工具，让所有积压已久的情绪和问题逐渐得到释放。这迟早会发生。摆脱这些压在心底的负面情绪，对于双相障碍的治疗是至关重要的。

首先，在某些情况下悲伤的歌曲也是不错的选择，因为我们需要与这些歌曲产生共鸣，从而分享我们的苦痛。这一点与研究发现恰恰相反，这么做可能会加重患者的抑郁程度，风险很大。但是鉴于我能充分地意识到这一问题，并且在进行治疗时总是与患者保持稳定的联系，也准备好在必要时建议患者停止听歌以免情况恶化，所以，迄今为止我所开展的治疗都取得了成功。针对这一问题，我的建议是可以尝试听一些悲伤的歌曲以释放情绪，但是如果这么做让患者感到很有压力，就应当立即停止。

接着，我会逐渐过渡到饱含希望与鼓励的歌曲。例如，Michael Bublé 的 *Dream*(《梦想》)就常常带给我希望，特别是"……事情并不像看上去那样糟糕……"这一段。也可以选择其他鼓励我们勇敢面对并克服生命中诸多不平之事的歌曲。歌词是很重要的，即便是在我们忙碌或想着其他事情的时候，大脑仍然能够接收周围的歌词和音乐。这是因为，以恰当的频率播放恰当的歌曲，能够从潜意识层面对我们内心的自我产生影响。这些歌曲能深入心灵，带来安慰，从而使我们精神振奋。

以下是一份我常听的抒情歌曲。

- *Boulevard of Broken Dreams*(《梦碎大道》)Dubin& Warren，1933）（Diana Krall版，1996）。
- *This Masquerade*（《化装舞会》）（Leon Russel，1972）（George Benson版，1976）。
- *Dream*（《梦想》）（Johnny Mercer，1944）（Michael Bublé 版，2007）。
- *Always On My Mind*（《常在我心间》）（Carson，Christopher and James，1970）（Michael Bublé 版，2007）。
- *The Very Thought of You*（《你的情思》）（Ray Noble，1934）（Nat King Cole版，1958）。"你"可以是一个朋友，或者是

某个支持帮助我们的人——即便是一个仅通过电子邮件往来的
朋友。

- *Home*（《家》）（Michael Bublé，2005）。
- *Unforgettable*(《无法抹去的回忆》)（Gordon and Gillette，1951）
  （Nat King Cole版，1952）。

这份歌单也许看起来有些奇怪，但这些歌曲中的和声与歌词
非常美妙，因而常常能够唤起某些情感。不过，也许正是因为如此，
我们才能与那些演唱自己挚爱曲目的歌手产生共鸣，分享苦痛，
而他们将带给我们坚持下去的希望。

这些歌曲，也许并非对每个人而言都是理想的选择，但是大
家选择歌曲的思路是相通的。以有关痛苦和抑郁的歌曲作为起点
是很好的，因为这就是我们内心的真实感受。作为心情起伏循环
的一部分，许多双相障碍患者对此深有体会。通过聆听这些歌曲，
他们能与歌手分享自己的痛苦，也可能借此痛哭一场，释放一些
负面情绪。接下来，渐渐地过渡到饱含希望的歌曲。这些歌曲仍
然强调生活的挣扎和人们的遭遇，但最终走向希望，正如 *Dream*
这首歌中所唱的，"事情并非像看上去那样糟糕"。

对于希望避开歌词的患者，可以尝试古典风格的钢琴曲等。
可以通过手机、电脑或其他移动设备上的音乐播放器收听这些乐
曲。

如果你希望在听音乐的时候调高音量，这是可以的，不过别
太大声，否则音乐对内在自我的作用就会消失。总而言之，这没

有既定的规则。对我们来说，能找到合适的歌曲来释放抑郁的心情就是好事。虽然这可能需要花上一点时间钻研和试验，但是只要我们找到了这些曲子，在未来的很长一段时间里，它们都将会令我们受益匪浅。这些曲子会成为独属于我们自己的小小音乐精选集，帮助我们度过最艰难的时期。当语言与音乐相伴时，会呈现不一样的含义，从而对我们的心灵产生影响。类似"……即使感到沮丧也要坚持梦想……"这样的歌词，也许能以一种意想不到的方式帮助我们。

尽管与描述绝望、湮灭、悲剧、创伤性事件或极度绝望的音乐或歌词保持一定距离是很有必要的，但是鉴于精神疾病的复杂程度，一些患者，如我自己，也曾经从悲伤的歌词和歌曲中获益。当然，对歌曲的选择并没有非常严格的要求。不过总的来说，远离带有负面情绪的歌曲和音乐是比较好的，除非有确定的证据表明这些音乐会对患者有帮助。

对于患者而言，不论是收集还是聆听音乐，iTunes、Windows MediaPlayer 以及其他类似软件都是非常理想的工具。我的妻子 Cheryl 患有 I 型双相障碍，她从几年前就开始构建属于自己的音乐库。以下是她描述的自己听歌和跟唱的经历：

"当时，我和丈夫居住的小区鱼龙混杂，一些居民的行为严重扰乱了他人的生活。小区里有许多人吸毒，不时发生斗殴、争吵和其他不好的事情。大多数居民都因夜间的喧闹而极度紧张。当时负责为我治疗高血压和慢性头痛的医生建议，为了达到更好的康复效果，我应该给自己找个爱好。我选择了听音乐，并随着音乐一起唱歌。

我丈夫作为一名音乐家，很赞同医生的观点，并用一台旧电脑作为点唱机，帮我建立起自己的小小音乐库。

很快，我发现自己能很轻松地沉醉于音乐中，并开始在早晨唱歌，这能帮助我度过一整天。令人不安的邻居好像变得不那么令人困扰了，而且我也能更好地应对了。我坚持每天唱歌，因为我的坚持，我感到自己变得更加强大了。我的情况逐渐好转，并且我感觉自己现在拥有了一个强大的身份——一名热爱音乐并且喜欢跟着音乐唱歌的女性。为了使我的音乐世界更加完整，我甚至在我们的双层小屋前打理出了一个漂亮的小花园。

不久后，我发现跟着音乐唱歌帮助我克服了其他困难，如我的双相障碍。不得不说，当我感到抑郁的时候，偶尔我会停止听音乐。但这不要紧，因为我知道很快我就会回到音乐的怀抱，继续聆听与跟唱。毫无疑问，音乐帮助我熬过了生命中最艰难的时期。现在我已经 70 岁了，还能记得所有的歌词，这让我意识到唱歌对记忆力也是很有帮助的。同时我觉得，整体而言，音乐帮助我保持了良好的状态，使我对生活抱有乐观、积极的态度。"

我妻子所谈到的重点之一是，在听音乐的时候，她得以从一个饱受负面情绪和痛苦影响的患者身份中挣脱。正如我妻子所写的，她现在拥有了新的身份——她成了一位跟着美妙歌曲吟唱的女士，并且这令她感觉良好。她能够和亲朋好友谈论这件事，而且我发现这极大地帮助她意识到自己是谁。拥有一个强大的、可以依赖的身份是非常重要的，这能成为我们在艰难时刻的真正助力。

就身份这一方面而言，我的故事也十分相似。我是一位音乐家、钢琴家，同时也是一名歌曲创作者和作曲家。我可以演奏多种乐器，包括钢琴、鼓、贝斯和吉他，其中钢琴是主奏乐器。作为一名颇受尊敬的音乐家，音乐赋予了我一个强大的身份。这个身份极大地帮助了我，带给我希望和自信，也使我明白当抑郁或躁狂来临时，它们都是我艺术身份的一部分。正因如此，我很确定这些令人烦恼的心情终将会过去。对双相障碍患者来说，找到一个爱好、一份激情或一份自己热爱的工作是十分重要的，因为这能带给他们一个强大的身份，尤其是在他们非常擅长自己所做之事的情况下。

随着时间的流逝，我应对各种各样的症状和心情越来越得心应手。目前我的状态是，即便双相障碍发作，仍然能坚持如常地工作和生活。我已经学会了如何有效控制双相障碍，不让它打乱我的生活节奏，而这都要归功于音乐。虽然这并不意味着在未来的生活中不会再有难熬的日子，但是至少说明我的精神状况较为稳定，并且能够好好享受生活了。

当处在双相障碍的主要症状之一——抑郁之中时，由于这是一种使人非常虚弱无力的状况，患者可能更想要安静，而非听音乐。这和有些人在慢性疼痛发作时不想听音乐是一样的。不过，身为音乐家，即使在抑郁的时候，我也经常不得不演奏或聆听音乐。我必须得说，虽然刚开始很不容易，但这着实令我受益匪浅。当我处于抑郁又必须和音乐打交道时，在我的手触碰乐器或是开始聆听一首美妙乐曲后，情况瞬间就改变了。因此我认为，探究患者强迫自己在抑郁发作时演奏或聆听音乐所带来的益处，是未来需要研究的重点。音乐能为我们带来快乐并对大脑产生作用这一理论是成立的。现有的研究已经表明，抑郁时在镜子前绽放一个笑容，也能够使大脑释放内啡肽，让我们感觉好点（BeyondBlue. org.au，2020）。

音乐拥有强大的力量，能够为人们的心理健康带来积极的影响。它能在听众心中激起强烈的情感反应（Vastfjall，2002），给人带来平静与安宁的感觉，能够带人远离日常生活的单调与严酷（Bednarz et al.，1992）。Bednarz 和 Nikkel（1992）的研究表明，音乐的确能够有效提高精神疾病患者的生活质量。他们的研究基于五种主要治疗手段：音乐指导、音乐讨论、表达性音乐治疗、小组参与式音乐以及音乐聆听。

音乐为心理疾病患者带来正面影响的最重要途径之一就在于它能影响心情——无论是积极影响还是消极影响，这一点恰恰说明音乐治疗师的存在很有必要。举个例子，有些音乐会带来神经衰弱或焦虑，而有些歌词则会引起自杀的想法甚至是自杀行为。不同的音乐类型给人们带来的影响也各不相同，特别是对儿童和青少年而言。聆听快乐或愤怒的音乐都会影响情绪，因此也就导致了心情的起起落落。一个人所听的音乐与他的心境变化密不可分。一些研究表明，听一些古典音乐能够带来平和与宁静，而听重金属音乐则会导致紧张与焦虑（Rea et al.，2010）。

聆听不同类型的音乐会引发截然不同的情感反应。由于其中牵涉的因素众多，请音乐治疗师来选择适合患者的音乐十分必要（Peters，2000）。

歌词内容同样也是音乐的一部分，当考虑到音乐对儿童与青少年的影响时，这一点尤为重要。Daniel Västfjäll 就指出了"歌词内容及其对心情影响的重要性"。情绪也是极为重要的，而音乐恰恰能够帮助被情绪问题困扰的人们，特别是那些因为没有家人或无家可归而缺少情感归属的人（Västfjäll，2002，p. 26）。

扬斯敦州立大学历史专业副教授 David Simonelli 认为，朋克摇滚是一种"完美捕捉了年轻人愤怒情绪的刺激要素"（Simonelli，2013. p. xix）。

现有的研究表明，音乐治疗是一种能够促进心理健康的有效且无创的方式，同时，患者在音乐兴趣方面的有益转变，也能够对抑郁症和双相障碍的症状产生积极的影响。

在 *Music and Mind in Everyday Life*（《日常生活中的音乐与心灵》）一书中，Sheffield、Clarke、Dibben和Pitts提出音乐是"人们改变心境的一种方式"，同时也是一种达到"理想情绪状态"的方式（Sheffield et al.，2012，p. 90）。

根据 *Music and Mind in Everyday Life* 作者的观点，一些人选择能够让他们默默"沉思"于负面情绪的音乐，而另一些人则选择能够帮助他们心态更加积极向上的音乐。

针对双相障碍，为了达到更稳定的心理状态和更强的自我约束力，明智地选择音乐数量与类型是关键的。家长需要意识到音乐可能会对孩子心情产生的影响，从而更好地教育和约束孩子的音乐兴趣。这一原则也同样适用于公立学校的相关政策，以及与培养青少年有益心理健康的爱好相关的工作（Simonelly，2013；Lanham，2012；Clark et al.，2009）。

## 案例分析：Mark 的 I 型双相障碍

我从 2012 年起开始帮助 Mark，我们也从那时起成了朋友。Mark 深受 I 型双相障碍困扰，在他几乎无力恢复并产生轻生的念头时，我开始尝试用音乐帮助他。

每个案例都是不同的，而作为音乐治疗师，我清楚地知道我的目标始终都是为每一个人量身打造音乐库。因此，每个人的音乐列表都应该是独一无二的。在 Mark 的案例中，我发现他有许多压在心底的问题，而我必须帮助他释放一些。我必须帮助他找到某种方式打开闸门，去哭泣和发泄，从而释放心底深埋已久的有害情绪。因此，尽管悲伤的音乐可能导致危险因而并非治疗中常见的选择，但是为了达到释放情绪这一目的，我仍坚持采用了使 Mark 悲伤哭泣的音乐。不过在这期间，我和 Mark 走得很近，保持着不间断的联系。在很长一段时间里，我都是他的坚实后盾，直到我帮他建立了属于他自己的社会支持网络。

起初，我试图猜测什么样的歌曲会吸引 Mark。我推荐了 Billy Joel 的 *Summer Highland Falls*（《夏季高地瀑布》）。我从未想到 Mark 会深深地爱上这首歌，就像我多年前刚发现自己患有双相障碍时那样。这首歌深深地触动了 Mark 的心弦。他告诉我，他曾一整天不间断地循环播放这首歌。他最喜欢的一句是："现在我们不得不承认自己的野蛮残忍。我们的理智与疯狂并存①。"Mark 告诉我，这首歌和我本人令他意识到双相障碍出现在他生命中是有意义的，而这意义就在于敦促他去创作，因为他也是一个充满创造力的人。既然谈到了创造力，顺带提一句，双相障碍患者中创造性人才的比例要远远高于普通人群（Jamison，2014）。

我给 Mark 推荐的第二首歌确实有些悲伤，但却包含了某些能引起他共鸣的内容。我认为对 Mark 来说很重要的是，他需要知道别人也和他有一样的感受，走过一样的路。Mark 告诉我，*Boulevard of Broken Dreams* 这首歌真正打开了他的心门，使他泪如雨下。使 Mark 痛哭正是我想要达到的目的。与此同时，我告诉他，不论白天晚上他都可以给我打电话。我也十分坦诚地告诫他，这首歌可能会带来某些压倒性的情绪，但别太难过，因为这都是为了达到更好的生理和心理状态所必经的过程。我认为 Mark 相信了我，而我也在这个过程中一直陪伴着他。那段时间对我来说也不容易，但我知道这是必经的过程。

由于心理疾病的污名化，Mark 长期以来一直感到被社会疏远和排斥。现在，他终于可以为此痛痛快快地哭一场，把所有情绪

---

①译者注：作者引用歌词为 "Now we are forced to recognize our inhumanity. A reason coexists for our insanity"，《夏季高地瀑布》歌词原文为 "Now we are forced to recognize our inhumanity. Our reason coexists with our insanity"，此处疑为作者笔误，以原歌词为准翻译。

都释放出来了。在这首特别的曲子完成使命后，也是在 Mark 告诉我，当他心情好时偶尔还会再听这首歌的情况下，我们渐渐过渡到更欢快一些的曲子。下一首歌是由 Survivor（幸存者乐队，2008）所演唱的 *Eye of the Tiger*（《猛虎之眼》）。这首歌的歌词不言而喻。Mark 非常喜欢，而且正如他所说的，这首歌给了他坚持下去的勇气和力量。我再三告诉 Mark，要把注意力放在歌词上，深入地去研究它，因为许多人经常忽略歌词，而歌词恰恰是非常重要的。

　　我希望 Mark 的例子能够清晰地阐明，音乐能以一种强有力的方式帮助精神疾病患者。之后，我会深入分析抑郁症。当然，本章中谈到的许多要素也适用于任何其他精神疾病，不过细微的区别是很重要的。对于抑郁症而言，音乐治疗需要更多的努力，因为许多深陷于抑郁状态中的患者是不愿聆听任何音乐的。

# 第五章　孤独症谱系障碍与音乐治疗

孤独症谱系障碍是什么？音乐真的能够帮助他们吗？我们将在这一章中探讨这两个问题。孤独症谱系障碍（autism spectrum disorder，ASD）是一个相当常见的术语，用于描述一系列的神经发育障碍，是孤独症、阿斯佩格综合征和非典型孤独症三种广泛性发育障碍的总称。这类障碍的主要特征是缺乏或不善于沟通和社交。孤独症又称自闭症，患儿会表现出局限、重复、刻板式的兴趣或行为模式（Legg，2018）。

时至今日，仍没有科学依据能够支持"音乐对自闭症患儿有帮助"这一观点，音乐治疗师长期以来都依赖于日常实践观察。不过也有一些研究结果表明，音乐治疗有利于提高自闭症患儿的社交能力和听觉 – 运动表现，这一发现也特别归功于功能性磁共振成像技术和神经科学领域的其他先进技术（Sharda et al.，2018）。

目前，第五版《精神障碍诊断与统计手册》认为，要从以下五个方面诊断孤独症谱系障碍：

- 伴/不伴智力障碍。

- 伴/不伴语言障碍。
- 与已知的疾病、基因或环境因素有关。
- 与其他神经发育、心理或行为障碍有关。
- 伴随畸张症（又称紧张症）。

在第五版《精神障碍诊断与统计手册》出版以前，符合以下病症之一即可诊断为孤独症谱系障碍：

- 自闭症。
- 阿斯佩格综合征。
- 待分类的广泛性发育障碍（PDD-NOS）。
- 儿童崩解症。

一旦被诊断为其中一种，患儿就无须接受二次评估了。这份诊断既是最终的，也是永久的（Legg，2018）。

一般来说，自闭症的早期症状通常在婴儿时期（12～24个月）就会显现。不过，症状也有可能提早或推迟出现。最突出的症状之一就是语言或社交能力发育明显滞后。根据第五版《精神障碍诊断与统计手册》，自闭症的两类主要特征分别是：①沟通与社交问题；②局限或重复的行为和活动模式。

就孤独症谱系障碍的诊断而言，患儿必须表现出第一类中的全部三种症状以及第二类中的至少两种症状。也就是说，如果你的孩子表现出严重影响日常生活的问题，立即寻求帮助是很有必要的。不管孩子可能存在有什么样的问题，即便不是自闭症而是某些其他类型的发育问题，早期介入也是很重要的。如果问题能在早期阶段得到处理，那么孩子就有可能恢复正常并且找到适应社会生活的方式（Smith et al., 2019）。

由于自闭症患儿在待人接物和集中注意力方面均有所不足，教患儿音乐并不是件轻松的事情。对音乐治疗师来说，尽可能地了解这个孩子，并且尽最大努力为其量身打造一份音乐治疗计划是非常重要的。同样，听取家长的建议，了解家长的期望和所面临的困难也是相当重要的。家长时常感到压力重重，觉得照料患有自闭症的孩子实在不容易，因此而表现出抑郁、焦虑和对教育或医疗体系的失望也是常有的事。

作为许多自闭症患儿的音乐老师，我在多年来的实践中建立起了属于自己的一套方法。我的教育哲学基于以下观点：我与患儿之间存在的任何问题都归咎于我作为一名教师的失败。不过，相比为此折磨自己，我认为首要的任务应该是找到行之有效的方式，积极调整教学方法，同时更加注意患儿用来表达他们挫败、感受、需求和不适的非语言信号。而这一理念的运用一次又一次得到了回报。

令我自豪的是，许多音乐治疗师常常联系我，询问如何为自闭症患儿构建一个能够使教与学都达到最佳效果的合作环境。由于对音乐治疗十分感兴趣，并且自愿为人们提供线上帮助，我也收获了许多音乐治疗师和心理学家朋友。

当我和一名自闭症患儿在一起时，我会把他看作是独立的、有着自己独特需求和能力的个体来对待。当一名自闭症患儿首次来到这里，我们一起踏入音乐教室时，我并不会预先准备教学计划。规划课程是后期的任务，要等到许多节课之后，才会由我们双方合作完成。在起步阶段，我会让这个孩子自己决定想要做什么，而他通常会以不同的方式告诉我，如让我花费多年时间去解读的非语言性面部表情或行为。而为了促使这一切的发生，音乐教室必须装饰得五颜六色，并且装满许多有趣的东西（乐器、电脑等）。

举个例子，Colin 六岁时第一次来到我这里。那个时候他不会用语言交流，极度内向。我立刻就从他母亲脸上读出了她内心的想法：她不怎么相信我，很可能还觉得我会失败得很惨，到那时她还得面对哭叫的孩子和不堪重负的我。如果我缺乏经验的话，这一切的确有可能发生。但是，Colin 走进了我的音乐教室，我们俩坐在椅子上。当时电脑开着，我正在写曲子，所以电脑上显示着一个漂亮的、五颜六色的程序。我是有意让它开着的，因为我觉得这可能会吸引 Colin 的注意。除此之外，我还准备了其他东西，如随处可见的小乐器（口琴、手风琴、长笛、单簧管、铃鼓等）。

我们坐在椅子上，经过几分钟的沉默后，我注意到这个孩子对电脑屏幕很感兴趣。我没有说话，只是用鼠标指着不同的音符。当光标划过时，音符开始变换不同的颜色。我注意到他想要尝试一下，因此我做了个手势，示意他可以拿起鼠标并且操控它。Colin 接过鼠标，开始点击音符。从这时起，我开始向他解释什么是四分音符，什么是十六分音符，什么是高音谱号和低音谱号。

他表现出了浓厚的兴趣，而这也就成了我们学习音乐的起点。这个孩子告诉我他想要如何开始学习，他想做什么，他怎样才能轻松地学习音乐。这对于一段师生关系的开端来说是非常理想的。这也正是自闭症患儿学习和交付信任的方式——通过实践，而非谈话或被告知如何去做。在早期阶段，我们可以忽略语言，但必须依赖其他的沟通形式，我相信这一点对音乐治疗师而言是极为重要的。

从那天开始，我们用电脑学习钢琴，也通过这种方式广泛地了解音乐。一段时间以后，课堂上就不需要再用电脑了。Colin 成了小小的钢琴演奏家，而且他比许多音乐家还要出色。这是因为自闭症患儿通常都极有天赋，如 Colin 就可以模仿弹出他听到的任何声音，唯一的限制是他的手指技巧。

在这个例子中，我希望突出的重点是，我并不会在第一节课就告诉患儿该做什么，相反，我会等待患儿表达希望如何开始音乐学习的想法，这一点至关重要。我再重复一次：为达到最佳的学习环境，我们需要为患儿提供各式各样的、能让他们用来学习的事物，可以是音乐绘本、一系列大大小小的乐器、电脑程序，或者是任何与音乐有关的、有可能吸引他们注意力或兴趣的东西。对于自闭症患儿来说，没有什么比强行告诉他应该做什么更糟糕的了，这会让学习变得像做苦工，也会让课程变得十分无聊。

对于一名教师而言，关注孩子的感官敏感性至关重要。有些孩子对声音、光线、触碰、味道或气味很敏感，而这些感官知觉会带来很大的影响。在课堂上留出玩耍时间，确保孩子有机会微笑、大笑或用其他方式表达快乐是很有必要的。就像我此前提到的，自闭症患儿非常善于运用非语言性信号沟通，音乐治疗师必须学着去破译这些信号。同时还要考虑到，许多自闭症患儿不常使用手势，而且几乎不用眼神交流。尽管这些行为似乎在表达不感兴趣，但是他们会用声带发出有点奇怪的声音，做出奇异的表情或是微妙和不寻常的行为，从而表达内心小小的情感暴发。我所说的不寻常行为指的是重复行为，如为自我慰藉而拍打手或手腕，以及其他的身体抽动，就像抽动秽语综合征一样，这些行为会经常出现。

一个出色的音乐治疗师会学着解读这些不寻常的行为，不论这对常人而言是多么微不足道或稀奇古怪。音乐治疗师需要解读患儿想说却无法表达的是什么，并据此采取行动。有时这需要依赖直觉，这也是为什么最好的音乐治疗师往往是女性的原因，因为母爱的天性使她们具备这样的直觉。不过一部分男性也很敏感，能够培养出这种直觉，从这个方面来说，我是幸运的。

稳定性和日常惯例是至关重要的。当患有孤独症谱系障碍的儿童有规划好的日程和生活惯例时，就能够表现得很好。如果有无法避免的日程变动，试着提前让孩子为此做好准备是很有必要的。

## 音乐帮助自闭症患儿

直到近十年，一些研究才揭示了音乐对自闭症患儿大脑的影响（Schellenberg et al., 2015）。在此之前，我们只有观察证据——也就是说，并没有科学依据。早在柏拉图时代，音乐能够疗愈心灵就已家喻户晓。现在，这一早已为人所知的实践发现又有了科学依据，音乐治疗的理论依据变得前所未有的坚实。同时，我希望全世界的政府部门都能早日资助音乐治疗，并向负担不起治疗费用的贫困人群和儿童免费提供。这是因为当医学治疗不起作用时——尤其是针对自闭症——音乐治疗能带来很大的不同。

音乐之所以能成为治疗自闭症的利器，其原因之一就是它能刺激大脑的两侧（Sharda et al., 2018）。即便是对自闭症患儿来说，音乐也能促进沟通和社交。如前所述，大脑是可塑的，而音乐治疗恰恰能够作用于大脑的可塑性，塑造更好的社交和运动技能。演奏某种乐器，意味着患儿开始和乐器互动，并且慢慢地通过音乐与他人互动。由此，通过一首歌患儿就有可能学会一个新词，或者能够通过恰当的歌词学会在某些情境下应当如何表现。除此以外，跳舞也有助于激发感官系统和提高运动功能。

举个例子，我曾经教过一名同时有智力障碍的严重自闭症患儿 Bob 弹钢琴。我还记得我们的第一堂课。当这个孩子走进放着钢琴的书房时，我能感觉到他非常紧张，手足无措。我知道这个孩子也会注意到我和他在一起很自在，这是因为我有着多年和自闭症患儿相处的经历，能够解读他们发出的非言语信息和面部表情，哪怕它们十分微妙且难以辨别。

Bob 坐在椅子上，我随意地弹起了钢琴，不过我留了心，弹奏的都是一些美妙动人的电影主题旋律。我注意到这个孩子立刻就被吸引住了，聚精会神地听着音乐，观察我在做什么，模仿我的双手触碰黑白键，做出各式各样的动作。我本可以在课堂上就开口说话，但事实将会证明那是个错误的选择，因为这可能会使 Bob 兴致全无，逃回自己的内心世界，完全不再关注我了。而听着音乐，看着我弹琴则是完全不同的，这是他此前从未见过的。

不用说，Bob 是迷上了钢琴。我们开始弹奏音阶，并渐渐过渡到简单的旋律。就像对待阿尔茨海默病患者一样，我开始为 Bob 创作一些简单的、歌词中带有小小的特别指示的旋律。比方说，刷牙对他来说总是很费劲，这让他的妈妈很是崩溃。在写了一首有关刷牙的特殊歌曲，以及我们俩一起在卫生间的镜子前刷牙后，Bob 很快就学会了享受刷牙的过程。他妈妈说，Bob 会边唱这首歌，边做出刷牙的手势，而且在唱完歌后，他会走进卫生间刷牙。这很快成了 Bob 的"仪式"。其实这些都是小事情，但是和生活惯例结合在一起后，就能为自闭症患儿带来全新的改变。

Bob 的妈妈说，在开始学习钢琴和尝试音乐治疗后，Bob 的进步十分惊人，生活也有了很大变化。他的注意广度，他对事物的热情和幸福感……一切都在朝着好的方向发展。这就是音乐对自闭症患儿的影响，当然，这也离不开音乐治疗师的天赋和实践经验。我并不具备音乐治疗师资格，但我是个有才华的音乐家、编曲家和作曲家，同时不论是从个人或是从职业层面，我都对身心障碍者很了解。我相信，只有直面过精神障碍的人，才能成为最好的音乐治疗师，因为他们自己有过亲身经历。

总而言之，本章中谈到的重点主要有：

- 要想教一名自闭症患儿，首要的是建立彼此之间的信任，让患儿在一个好玩、自由、充满探索乐趣的环境里决定如何开始这段师生关系……在这个环境里，没有繁重的工作和团队训练，只有自由轻松、令人愉快的学习。
- 几节课后，音乐治疗师可以开始逐步建立课堂架构，但这必须是与患儿合作完成的。同时，音乐治疗师和患儿之间必须要建立起某种意义上的友谊。
- 必须征求家长的意见，让他们参与这个过程。教学的任何进程都需要和家长协商，有时甚至还需要帮他们在家中继续开展成功的介入治疗。
- 音乐治疗师永远不能假设这名患儿是个毫无希望的案例。我个人从未这样做过。有错的永远是音乐治疗师，这是因为有教无类，总有某种办法能够教会所有的儿童。
- 音乐治疗师必须用心钻研自己的治疗领域，假如治疗的是自闭症，他们就得广泛地阅读，了解自闭症，包括最新的研究发现。探索能达到最佳治疗效果的方式是很重要的，同时这也意味着音乐治疗师必须永远将其自身视为学生。

## 患孤独症谱系障碍的女孩因与男孩有所区别而经常无法确诊

我在网上帮助 Mary 已经有几个月了。她深受焦虑和抑郁的困扰，她告诉我这是由于她的女儿非常害羞内向，在学校遇到了很多困难。我还了解到 Mary 正面临着经济上的困难，因为她离婚了，而且她的工资十分微薄，仅够勉强支付房租和购买食物。我主动提出教她的女儿 Linda 弹钢琴，我也告诉她这对 Linda 来说可能是很好的治疗方式。

我还记得我们的第一节课。我脑海里闪过的第一个念头就是：万一这个女孩患有自闭症，而从未得到过诊断呢？说实在的，我从这个 12 岁的女孩身上看到了若干种自闭症的征兆。她看起来一切如常，但是表现出了一些严重的问题。这就使得我进退两难，从一方面来说，Mary 已饱受焦虑之苦，我并不想告诉她这件事；从另一方面来说，我为人处世向来坦率，或者我至少尽力践行这个目标。这样一来，我最好的选择就是对 Mary 坦诚相待，把真相告诉她。

这种情形我之前也遇见过，我知道诊断男孩相对容易，而出于比较复杂的原因，这种病症在女孩中似乎容易被忽视，容易被形容为"迷惘"或"毫不起眼"。一些女孩的征兆容易被掩盖，至少在她们年纪小的时候。而即使症状表现得十分清晰，就像 Linda 这样，她们的自闭症仍然容易被忽略。Mary 给我的病史显示，Linda 曾表现出明显的语言发育迟缓，还有过频繁的情绪崩溃，同时，正如我在几节课后观察到的，要让 Linda 改变缺乏效率的日程惯例是很困难的。

事实证明，用于诊断自闭症的传统量表其实是以男孩为基准设定的。这并不是说它完全不适用于女孩，但是女孩的表现通常更加安静，不一定会有那么多的重复或局限行为，又或者以别的形式表现出来。刻板印象有可能会阻碍我们的判断。因此，当男孩盯着火车时刻表时，女孩可能会对马儿或独角兽表现出过多的兴趣，这可能是人们习以为常的。但是，这份兴趣的浓厚程度有可能被忽视了，而这一现象看起来可能也就不那么稀奇了。对于没有受过专业训练的人来说，这就不太容易判断了（Epstein in Arky, 2020）。

自闭症诊断标准倾向于男孩所表现出的典型症状这一观点，和许多研究呼吁为不同性别的人群提供更加精准的孤独症谱系障碍诊断，并提高诊断过程中对性别差异的关注是一致的（Halladay et al., 2015；Werling et al., 2013）。其他研究也表明患有孤独症谱系障碍的男孩与女孩的大脑存在明显区别（Lai et al., 2012）。

直至今日，Linda 还在继续上课，而我也坚持义务教学，这是因为我的音乐治疗确实给一些青少年的生活带来了改变。面对澳大利亚政府并不资助贫穷人口的音乐治疗这一事实，我认为由志愿者们来填补这一缺口是很有必要的，因为我们的年轻一代的确需要帮助。通过音乐治疗来义务帮助年轻人使我深深地认识到我能为这个世界做些什么。

在两年的钢琴课后，Linda 的情形渐渐好转，这也使我更加确信，就像我在这本书其他部分谈到的一样，钢琴能使大脑产生奇迹。由于 Linda 的音乐能力，她现在更会社交了，不再孤独，有了更多的朋友，也变得更加开心了。Linda 和一些朋友组建了一个小乐队，纯粹为了好玩而演奏。这些变化也使得她的母亲不再焦虑和抑郁，生活变得更好了。顺带提一句，我告诉了她母亲我的诊断，由于 Mary 是一名受过教育的女性，也知道我长期帮助其他患有自闭症的孩子，她完全理解。她不但没有感到被冒犯，反而很欣慰我把这件事告诉了她。未来是光明的，如果音乐能让患儿感受到这些，那么它对于治疗孤独症谱系障碍患儿应该是一件利器，政府部门应该予以重视。这是因为从长期来看，如果无法提供早期干预将会给政府带来巨大的损失：这些有障碍的人群不但会给医疗体系带来负担，还会逐渐影响他们的家人和朋友，从而演变成健康问题的多米诺骨牌。

# 第六章 精神分裂症与音乐治疗

精神分裂症是一个很复杂的话题，在正式开始讨论精神分裂症之前，我们非常有必要一起来看看在发达国家，如美国或者澳大利亚，是如何对这种精神疾病进行治疗的，接着再阐明如何将音乐疗法与精神分裂症进行整合，以帮助人们针对此类诊断采取干预措施。

精神科医生 Thomas Insel（2013，p. 26）写道：

从目前来看，我们所说的"精神分裂症"可能包含了病情发展轨迹完全不同的疾病。对于特定的患者而言，长期服用药物可能会阻碍他们完全恢复健康。而对于另一类患者而言，停止用药对其健康可能是灾难性的毁灭。

精神分裂症不是一种以相同方式影响所有患者的、症状统一的疾病。每一个案例都是独一无二的，而基于生物医学模型一刀切式的研究模式，对于该疾病是弊大于利的。

当前我们所需要的是能够包容多样性，采纳整体观念，并且赋予患者权利的一种医学模式。不幸的是，我们所拥有的医学模式受金融和政治意识形态的影响，并未考虑到精神分裂症的复杂性。这是很糟糕的科学形式。

虽然很多研究人员都非常小心，不去使用对患者有贬义或者冒犯的词汇，但因为研究的需要，患者的部分信息会被暴露。

## 关注负面因素

声学研究是近年来的一个热点，尤其是失匹配负波模型。这种模型依赖于对事件相关电位（又称认知电位）的复杂理解，并且展示了如何代表大脑的方方面面的。专注于声环境研究的 Todd 等（2011）和 Stoner 等（2013）发现，精神分裂症患者的失匹配负波波幅要低于正常人。

研究是在实验室环境中进行的，患者会听到一连串时长相等且一直重复的声音。这期间，连续的声音偶尔会被一个怪声短暂地打断。每隔一段时间，这个怪声就会被重新引入。正常人的大脑会接收到这些怪声，而精神分裂症患者的大脑则显示出对这些怪声的辨识（和预测）能力下降。

这个研究的有趣之处在于，受试者并不需要特别地去关注这些声音。在实验过程中，受试者可以看电影或者阅读书籍（Todd et al., 2011）。即使是在睡眠或者昏迷的时候，受试者的大脑也会自动记录这些声音的差别。

研究者研究了精神分裂症的神经生物学，为那些因疾病而致智力受损的患者提供了影像学依据。众所周知，在某些情况下（不是所有时候），精神分裂症患者的大脑会经历大量的神经修剪。这可以从前后影像中看出来，最明显的是大脑通道扩张，在扩张的大脑通道中央区域发现有液体。但是我们必须要问自己：到底是什么导致了这样大规模的恶化？是这个疾病本身所致？是社会支持和理解的缺乏所致？是有效但有毒的药物所致？是脱离社交生活所致？是部分由于我们没有赋予精神分裂症患者权利让他们能够帮助自己过上合理的生活吗？是我们表现出来的耻辱感让这些患者感到不适吗？对于重视整体方法论的研究者来说，这些都是应该考虑的问题。确实，有证据证明，对于很多患者而言，声音和幻觉给他们带来的困扰远不及他人对他们患有精神性疾病经历的看法来得多（Corry et al.，2001）。

有趣的是，当我们认为一些慢性精神分裂症患者的功能良好时，失匹配负波研究发现，一些慢性精神分裂症患者辨别声音差异的能力可能减弱了，但其智力水平似乎保持不变。有的患者甚至还是教授。例如，法学教授 Elyn Saks，他不仅是一位有名望的学者，同时还是一位致力于改善精神分裂症患者精神健康的倡导者。我们身边有很多关于精神分裂症患者成功回归生活的例子，他们找到了与疾病共存的方式，并且能够掌控它，让自己过上美好的生活。

除了这些成功的案例之外，作为成员之一，我也在一个精神分裂症网站上写作了很多年。我自己并没有受到精神分裂症的困扰，也没有经历过精神错乱，但是我对精神分裂症很感兴趣，也因此研究该疾病好几年。我经常会和精神分裂症患者交流，这也许就是我与专业研究人员工作上的差别。我的工作建立在和精神分裂症患者做朋友的基础之上，我需要去真正了解患者，了解他们的愿景、他们的能力，关于他们成功的故事和那些更多被研究人员忽略的积极的方面。在我个人的纵向研究中，我发现虽然很多精神分裂症患者的失匹配负波波幅或感知力下降，但他们仍旧可以正常生活。

我知道有成千上万身体机能不被影响的精神分裂症患者在从事着医生、心理师、学者、记者、艺术家、音乐家和演员的工作。在这些成功的案例当中，似乎看不到失匹配负波研究中表明的基础论点，也就是精神分裂症会对患者的智力产生负面影响。这些患者的表现都非常好，而且常年都保持着这种状态。

然而，有关失匹配负波的研究似乎对精神分裂症有负面的描述，我们也在等待科学家识别出是什么原因导致了精神分裂症对智力的影响，从而能研制出一种特效药重塑患者的智力，根除这种疾病对智力的不良影响。

目前，大量研究表明抗精神病药可能是引起大脑退化的元凶（Salisbury et al., 2002）。的确，Salisbury 等（2002）发现第一次发作精神分裂症的患者失匹配负波测试结果与常人没有太大差别，未发现波幅下降。但是，在那些多次发作的患者以及长期用药的慢性患者身上，波幅的变化则非常明显。

如果我们换个方式来看待这个情况，从一个更加整体化的视角，我们可能会开始思考精神分裂症的可能性，真正的问题并不是出在"硬件"或者患者感知世界的方式上，而是出在"软件"上。正如我们所见，有一些患者能够改变自己的认知。当"软件"被修复后，即使还有一些缺陷，"硬件"仍旧是可以正常工作的。

# 开放式对话疗法

"开放式对话"是芬兰治疗首发精神病的一种方法，尤其是针对年轻人。这种疗法是由芬兰托尔尼奥克洛普达斯医院的一个家庭心理治疗师团队设计并推广的。

他们把曾经是全欧洲精神分裂症疗效最差的一种方式转变成了能够成功地帮助患者康复的方式，而且疗效通常是永久的。这种治疗方式经受住了时间的检验，并且在过去的许多年中，很多关于首发精神分裂症的研究也都获得了理想的结果。这种疗法的目的是避免住院和药物的使用（早期干预），并且帮助患者尽快康复，让他们能回归正常的工作和生活。通过早期进行合理的治疗，他们非常有效地降低了住院率，减少了药物的使用率。这样积极的治疗效果获得了很多心理健康专家的关注，因为从长远来看，住院治疗以及使用抗精神病药可能会使患者的情况更糟糕。

这些芬兰的家庭心理治疗师利用团队的方式进行工作，因为他们认为精神病涉及人与人的关系。这种治疗方式是在开放式对话的基础上寻找对每个个体最好的治疗方式。在这种治疗方式中，患者的家庭成员和朋友起到了非常重要的作用，他们可以对药物的使用以及其他问题进行开放性的讨论。治疗师可以是精神科护士、精神科医生、心理医生和家庭心理治疗师，他们与来自不同专业领域的心理健康专家以团队形式一起工作，能够使治疗变得更加有效。接下来通过讨论由治疗师、音乐家、电影制片人Daniel Mackler制作的免费在线电影，我们可以更近距离地看这个问题。毫无疑问，这种无药物使用的、出乎意料地高效促进患者康复的治疗方式，也为批判当代精神病学提供了依据。当然了，这并不意味着开放式对话疗法属于反精神病学运动。事实上，这个芬兰的团队是由精神科医生主导的。

开放式对话疗法最大的批判者之一 Marvin Ross（2013）指出，我们需要进行更进一步的研究，来判断这种疗法是否可以被芬兰以外的其他地方使用。Ross 的这种说法是很荒唐的，因为开放疗法本身并不存在国家地域的限制。这种疗法在家庭治疗传统中被成功地用于处理其他问题有很多年了。Ross 接着写道，"一个电影制片人制作了一个关于开放式对话的视频。"他口中这个"电影制片人"曾经是一位执业治疗师，后来也许是对西方传统的精神疾病治疗方式感到失望，因此转而成了一名音乐人和电影制片人。Ross 继续往下写道，就如 Olsen 博士所言（2014）：

……当我们仔细地去看这项研究时会发现，开放式对话疗法的效果并没有真的比我们目前使用的早期干预方法好很多。根据医学图书《默克手册》提到的，目前使用的早期干预方法的有效率大约为 30%。

换言之，西方的早期干预方法显示，首发精神分裂症的康复率是 30%。Olsen 博士（2014）指出，统计数据显示，我们现在的精神疾病康复率远低于 30%，并且还在逐渐下降。举例来说，Wunderink 等（2013）的研究数据显示，接受标准治疗的首发精神病患者的康复率只有 17.6%，而 Harrow（2007）则发现接受标准治疗的患者只有 5% 的康复率。这些数据都证明了 Ross 的观点，即开放式对话的疗效跟西方国家常用疗法的疗效没有差别，是建立在错误的假设之上的。

在西方国家，首发精神病的治愈率还没有达到 30%，就是因为我们对精神病患者实行的是控制的方式，即把他们带去医院或者让他们服用神经安定类药物。那么说了这么多，现在就让我们来看看，音乐疗法是如何仅仅通过聆听音乐就能帮助精神分裂症患者改善症状的吧。

## 用音乐改善精神分裂症

60%~80% 的精神分裂症患者都经历过幻听，而幻听与重度焦虑和严重抑郁相关（Pinar，2018）。尽管接受了抗精神病药物治疗，仍有大约 50% 的患者会继续出现幻觉，这是一个严重的问题，幻觉可能会导致患者自残或者伤害他人（Andrew，2010）。包括音乐治疗在内的社会心理技术已被证实是有效的。

2018 年，一项纵向研究显示，与没有接受音乐干预的对照组相比，接受音乐干预的患者大脑背侧前岛叶区域和后岛叶区域的功能性连接有所改善。多亏了磁共振成像，或者说功能性磁共振扫描，我们观察到，在仅仅一个月的音乐治疗之后，患者的健康状态有了显著的改善（He et al.，2018）。

在其他一些研究，如 De Sousa 等（2010）发表的《慢性精神分裂症的音乐治疗》中显示，音乐治疗还可以和药物配合使用。这项针对 272 例慢性精神分裂症患者的研究结果显示，在帮助精神分裂症患者整体康复的过程中，音乐治疗是非常有效的疗法，并且可以作为药物治疗和社会心理治疗的辅助手段。

在芬兰，音乐治疗被应用于精神分裂症治疗的所有阶段，并且获得了良好的效果，这也表明可以通过音乐治疗减轻症状，控制精神病。Naukkarinen（1984）在他书中也讨论了音乐治疗和早期干预的重要性。

Sismey 和 Gillet（2015，p. 18）写出了音乐治疗对精神分裂症的意义：

音乐治疗可以帮助精神分裂症患者改善他们的整体状态及症状。临床医生在短期和中期治疗过程中提供音乐治疗是有效的。然而，音乐治疗的效果似乎很大程度上取决于治疗的次数……至于每个患者具体需要治疗多少次，这是很难预估的。

这个观点的支持者也有很多，如 Anderson（2019）就认为"听音乐似乎可以减少住院精神病患者治疗躁动所需的药物量"。

## 案例分析：Sandra 的精神分裂症发作

作为一名线上志愿者，我有机会运用音乐治疗去帮助那些患有轻度到中度精神分裂症的患者。Sandra 患有精神分裂症，而且她的病随时随地都有可能发作。她是极少数能够意识到自己有幻觉，包括幻觉具体的起止时间的患者。不是所有精神分裂症患者都能意识到他们感知到的事物并非真实存在。但 Sandra 是其中的幸运儿，这也意味着对她而言康复会相对简单。坦白地说，由于个人能力的局限，我也只能够去协助那些可以意识到自身情况和症状的患者。

在我们谈话的过程中，Sandra 告诉我，她非常害怕，因为当她发作时，她会被带到一个奇怪的世界。在那里，所有人都跟她对着干，她感到恶心和恐惧。各种人脸和声音都会出现在她面前，她觉得特别害怕，因为大部分声音真的很残忍、很恶心，人们会说出非常可怕的话语。虽然大部分时候我们都是通过 Skype 进行交流，但有一天，我突然收到一条手机短信，短信上说："请帮帮我，我现在在一个购物中心，我把自己锁在了洗手间的隔间里，我无法从那些声音里逃脱出来。"

我马上回复短信问她是否能在洗手间里听到音乐，通常购物中心都会播放音乐。我推荐她通过听音乐转移注意力，或者尝试从洗手间里出来。并告诉她尽管可能最初会感到不适，但是要在购物中心找个地方坐下来，试着努力把注意力转移到音乐上，聚精会神地去聆听，这样会让自己舒服很多。

几个小时以后，我收到了另一条短信，Sandra 告诉我她在洗手间里听不到任何音乐，但是她从洗手间出来，到购物中心里面找了个座位，让自己把注意力集中到了 Barry Manilow 的音乐上，这最终帮助她摆脱了精神分裂症发作。我感到非常惊讶，这个方法效果居然这么好！我们可以从这个案例中学到很多。我想其中最主要的问题是如何看待这些精神分裂症患者。如果我们对精神病患者的发作大惊小怪，这很可能会让他们感觉更加糟糕，因为我们把我们的偏见、无知和不友善传递给了他们。

　　如果我们把精神分裂症看作一个可以被克服的问题并且将其视作生活的一部分——把它仅仅当作是可以被影响、被帮助的事物，那患者更有可能把我们当成朋友，当成可以去信赖、去依赖的人，如此他们心灵上的回应也会更积极正面。当然患者本身喜欢音乐也是非常重要的，这也可以让音乐发挥出更强有力的效果。

　　在我自己通过网络运用音乐治疗帮助患者的过程中，我设计了以下方法，看起来似乎对每一位患者都有不错的效果。在治疗的最初阶段，音乐治疗师或帮助者和患者之间总是会存在紧张气氛，而能够缓解这种紧张气氛的唯一方法就是诚实且透明的交流。

　　在开始正式帮助患者之前，我都会先跟他们说："在我开始帮助你之前，你需要先知道我本人并没有经历过精神病，但是根据我多年帮助其他患者的经验，我是能够理解你的处境的。"

　　Corry 和 Tubridy（2001）非常贴切地向我们阐述了所谓的精神分裂症，他们写道：

　　　精神分裂症是一种精神疾病，其特点是思想、感受和行动之间的关系破裂，通常伴随退出社会活动以及产生妄想和幻觉。精神分裂症是一种非常严重的精神疾病或精神障碍，会涉及因幻觉和妄想或其他类似的思维过程障碍而导致频繁地与现实脱钩的现象。幻觉是对于不存在的事物或刺激有明显感知或感觉输入（看到东西或听到声音），妄想则是一种不被他人认同的对事物的错误印象或观点。

　　就我自己而言，有过最相似的经历就是做梦。当我做梦的时候，我也会看到那些实际不存在的东西，甚至我梦里的经历感受起来非常真实，如做爱或者被吓到，等等。换言之，我相信精神分裂症其实有一点像做梦，只是这种情况是在人们清醒的时候发生的。举例来说，当我做梦的时候，即使是在我妻子身边，她也并不会看到或感受到我在梦里所看到的东西。从这个意义上来说，其实我们每个人都可能会有精神分裂症，并且会经历精神错乱。我们的梦会被闹铃打断，或者早上醒来的时候就会停止，而精神分裂症患者的精神错乱是持续的（循环的），并且是发生在白天的。

　　众所周知，精神分裂症的发作并不是突然的，它是缓慢且逐渐形成的，"是一个患者生命中不可磨灭的一部分和生活经历，是一个过程，而不是突发事件"（Corry et al., 2001, p. 46）。而且，精神分裂症患者在社会上会被孤立也是一个事实，他们会避开人群，会被疏远，他们异于常人，也常常会因此而被欺负。那么问题就在于要如何找到一个可以帮助患者应对的技能，让他们能够过上平和的生活，并且找到合适的方法建立起他们内心世界和外部现实世界的连接。正如我上文提到的，不论他们是从医生那里获知，还是自己意识到自己的与众不同，只要他们能够意识到自己的状况就有助于康复。我们必须谨记，神秘主义者和精神分裂症患者共享了同一片思维海洋。然而不同的是，神秘主义者在水中游刃有余，而精神分裂症患者随时面临溺亡的风险。但总有一种方法可以帮助精神分裂症患者学会游泳，而这也是我在帮助患者时尝试去做的事情。换言之，我并不认为精神分裂症患者是不可救药的，相反，我认为正是他们与众不同的感知力和行为模式，使得他们在生活中可以做很多很棒的事情。

当我把这种想法告诉患者之后，他们通常都会花几天时间去思考，且大部分患者会回来找我，这也就意味着我和他们之间的隔阂已经被打破，他们能够信任我，并且也知道我确实对他们的状况有所了解。面对精神分裂症患者，最大的错误之一就是低估他们的智力，忽略他们用新视角看待事物的创造力和才能。而如果能够利用这些特质，将有利于患者康复。

一旦执行了第一步，一个信任且透明的治疗环境就被建立起来了，接着我就会开始使用音乐作为治疗手段。我通常一周会提供五天的在线音乐治疗，每天 30 分钟，和患者一起讨论、探索歌曲和歌词。在这 30 分钟的治疗时间里，可以用 5 分钟聆听音乐放松，用 5 分钟聆听几首不同的歌曲，然后剩下的时间就用来探讨歌词，并且尝试去帮助患者把他们的内心世界和外在现实世界联系起来。这种看似复杂但简单的治疗方式其实就是根据患者自身的特殊经历制定的，我们需要做的就是看看是否有歌曲或歌词可以帮助患者找到针对自身经历的解决方案。非常重要且需要引起重视的是，在帮助患者的过程中要去观察是否有歌曲会困扰患者，如果有这样的歌曲，必须从歌单中去掉。

举个例子，我曾经使用 XXXTenctation 的歌《精神分裂症》，就起到了很好的疗效。这首歌中最后要传递给听众的信息是不要放弃，要努力克服幻觉。

> 我看不到对岸
>
> 直到最后，一直到最后我都会奋战
>
> 我的内心深处住着另一个灵魂
>
> 我不知道自己怎么了
>
> 我看不到对岸
>
> 直到最后，一直到最后我都会奋战
>
> 不要放弃，不要放弃！
>
> 不要放弃，不要放弃！
>
> 不要放弃，不要放弃！（重复）

正如我所建议的，如果不出意外，这首歌是能够给患者勇气去尝试康复的。在这里让我对具体的治疗方法做出更详细的描述是不太可能的，因为治疗者必须具备相关心理学知识以及心理学治疗手段，没有受过专业训练的人是不能为精神分裂症患者提供治疗的。

The Beach Boys（沙滩男孩）的歌对精神分裂症患者也是很有帮助的，这可能与作曲者 Brian Wilson 自己也患有精神分裂症有关。帮助患者去了解一些患有精神分裂症的成功人士（尤其是艺术家）的故事，也会有非常大的帮助。作为治疗的一部分，把患者介绍给同样患有精神分裂症的心理健康专家，如法学教授 Elyn Saks，或者是已经从精神分裂症中康复的著名英国心理学家 Rufus May，也是非常重要的。

综上所述，为精神分裂症患者创建一个以艺术为主要讨论话题的支持性网络非常必要。音乐治疗提倡与他人一起讨论和创作音乐，因而社交在音乐治疗中是一个关键元素。音乐治疗促进了社会活动，这对患者而言可能是最大的益处。通过音乐康复于患者而言是正面且积极的探索，也是一个非常有效且美妙的自我疗愈之旅。

# 第七章　焦虑症、抑郁症和音乐治疗

　　焦虑症和抑郁症是两种完全不同的精神状态，但是许多被焦虑症困扰的人通常也患有抑郁症，反之亦然。这两种精神疾病之间存在着显而易见的联系，能够帮助焦虑症患者的音乐对抑郁症患者也可以起治疗效果，这也是我将这两种精神疾病放在同一个章节讲的原因。我会先从焦虑症说起，然后再聊一聊抑郁症。

　　焦虑症是一种非常常见的精神疾病，它所影响的人群在世界范围内占很大的比重。目前，全世界大约有 2.75 亿人患有焦虑症（Fleming，2019）。面对这样的现状，为人们提供一些更深入的信息是非常重要的，首先应该从焦虑症的症状和治疗入手，帮助人们更好地了解这种普遍却又令人沮丧的疾病。

　　社交恐惧症是焦虑症的一种，许多从事音乐行业以及娱乐行业的人，包括很多知名人士在内，都有社交恐惧症。所以我认为把社交恐惧症作为一个重要的例子提出来讨论是非常有意义也非常中肯的。在阐述了社交恐惧症的相关信息之后，我也会进一步讨论如何运用音乐治疗来帮助社交恐惧症人群。

　　社交恐惧症是一种非常严重的精神疾病，严重影响患者的生活，甚至会导致他们与社会隔离。下面的讨论不仅定义了社交恐惧症，同时也描述了与该疾病有关的各种症状。此外，由于抑郁症也经常会引起社交恐惧和孤立感，因此在讨论社交恐惧症的时候我们也会发现，其实它的许多症状和抑郁症是重叠的。

社交恐惧症在 2013 年被第五版《精神障碍诊断与统计手册》列为七大焦虑症之一。患者害怕面对社交场合，他们总是认为自己暴露在陌生人的批评与监视当中。该疾病在人群中的患病率为 10%~16%（Andrew et al., 2003; Page et al., 2013），并且社交恐惧症与抑郁症共病的概率要远远高于其他焦虑症（Douglass, 2001; Heimberg et al., 1999）。社交恐惧症患者最恐惧的是自己在公众场合显示出症状以及怪异行为，使他们颜面尽失（Clark, 2001）。这种恐惧行为是患者在认知上的症状表现，会增加患者的焦虑感，从而导致更多的障碍表现。

社交恐惧症患者的另一个认知症状表现是总是渴望被爱与尊重，并且希望他们所做的一切都被别人认可。然而，这是不可能发生的，因为他们会依赖以往那些负面的、焦虑的经历，并且把它们重现在当下的生活中，从而形成一个恶性循环，使他们的社交恐惧症不断地持续下去（Freeman et al., 1991）。根据 Page 等（2011）的描述，最主要的社交恐惧症有两类，一类是与特定的表演情形相关的社交恐惧症，如害怕当众演讲；另一类是广泛的社交恐惧症，患者在任何社交场合中都会感到害怕与焦虑。要正确诊断社交恐惧症，可以参照第五版《精神障碍诊断与统计手册》

罗列出来的条件。如果成人符合三条以上，儿童符合一条以上，就可以诊断为社交恐惧症。对于社交恐惧症发病的判断是基于个人对诱因的反应模式，而具体表现也是因人而异的。

以下是第五版《精神障碍诊断与统计手册》列出的抑郁症诊断标准。连续两周出现五项及以上症状，且至少其中一项是情绪低落或者对事物失去兴趣或愉悦感才可诊断为抑郁症。

- 几乎每天大部分的时间都会情绪低落。
- 几乎每天都对所有活动或者几乎所有活动明显丧失兴趣或愉悦感。
- 几乎每天都出现显著的体重减轻（没有节食）或体重增长，或者食欲骤减或骤增。
- 思维变慢（可以被旁人观察到，并非只是主观感觉烦躁不安或者变慢），身体活动减少。
- 几乎每天都感觉很疲劳或丧失精力。
- 几乎每天都感觉自己毫无价值，或者产生过分的、不恰当的罪恶感。
- 思考力、专注力下降，犹豫不决，几乎每天如此。
- 反复出现与死亡有关的想法，有自杀的想法，但还未制订特定的计划，或者已出现自杀倾向或已生成特定的自杀计划。

要最终确诊抑郁症，必须证实这些症状引起了个体在临床上的重大不适，或者导致个体在社交、职场或其他重要职能领域的障碍。此外，还必须排除这些症状是由药物滥用或者其他医疗手段导致的。

## 音乐治疗在焦虑症与抑郁症上的应用

音乐治疗在焦虑症和抑郁症治疗中扮演什么样的角色？在使用音乐作为治疗手段帮助患者的过程中，我的个人感受又是什么？不得不说，大部分患有严重抑郁症的人通常都不喜欢聆听任何音乐，他们的大脑似乎关闭了与音乐相关的部分，这是因为抑郁症会使人失去动力。那些在抑郁时还能接受音乐的患者不多，但这部分患者也是最容易从音乐中获得益处的。

一些有经验的评论者会辩论说，悲伤的音乐会对抑郁症患者造成消极的结果。有研究显示，悲伤的音乐容易引起沉思，尤其当这样的音乐还伴随着忧伤的文字时，会加重抑郁。那么，抑郁症患者到底应该怎么做呢？不听音乐吗？还是不听悲伤的音乐？这都应视情况而定。我们知道，周期性的抑郁、焦虑以及创伤后应激障碍的发作都需要经历一定的过程，但是这只是比较普遍的情况，偶尔也会出现例外，消极症状的产生时间有早有晚。在一些案例当中，悲伤的音乐可以加速抑郁的病程。在某种意义上，患者在病情改善之前会先经历更深层次的痛苦。当我自己在聆听悲伤的音乐时就会发生这种情况。忧伤的歌词反而会令我的抑郁进入一个更深的层次，然而在那之后我就可以从中解脱出来了。我认为在一些不太常见的案例中，悲伤的歌曲和忧伤的歌词会提供一些证据，那就是还有其他的人也在经历着人生的苦痛挣扎，这能帮助我们意识到我们并不是唯一在经历苦痛的人，我们并不孤单。

　　在这里必须着重强调，每一个案例都是独立且特殊的，而且音乐治疗属于循证实践，加之人与人之间千差万别，所以不可能严格遵守固定的模式。我们每个人都是一个小宇宙。当然了，音乐治疗的过程常常伴随极大的焦虑，选择何时进行是一个问题，但是一个具备扎实的心理学知识的优秀音乐治疗师可以协助患者，让他们的抑郁进入到一个更深的层次，从而加快他们的病程并且让他们安全地到达能够改善病情的那个转折点。

　　当然，在整个音乐治疗过程中，协助者或者音乐治疗师都应时刻与患者保持联系。我已经在我妻子和我自己身上实践过很多次。我发现当我更加抑郁的时候，有时反而会加速抑郁的病程，从而帮助我走向康复。然而，在做这一切的时候必须非常小心，因为聆听悲伤的音乐可能会导致自杀想法的形成。从这个意义上讲，除非有专业音乐治疗师协助，否则不建议在抑郁的时候聆听悲伤的音乐。

　　另外，有些患者能够从积极、快乐的音乐中获得帮助，尤其当这些音乐伴随着快乐且充满希望的歌词时。在我自己帮助精神疾病患者的经历中，我并没有很多机会接触抑郁症患者，但我接触过不少焦虑症患者，大多数治疗方法是运用音乐对他们进行引导式放松治疗，比如接下来我要叙述的这个案例（该案例也可在线免费获得）。

## 案例分析：Judy Wright

Judy Wright 跟我是多年的朋友。我们虽然素未谋面，但是我们花了很多时间通过网络进行沟通，也曾经一起在一个来自美国健康中心的自助网站分享心得。我们俩都意识到了一个事实，那就是音乐曾经并且仍旧在拯救我们的生命，我们每一天都为自己是音乐演奏者感到庆幸，因为演奏音乐或者唱歌真的能在我们饱受抑郁煎熬、心情低落的时候激励我们。下面就让我们一起来看看 Judy 的故事。以下是 Judy 的自述。

我觉得我人生中大部分时间都在饱受抑郁的折磨，记得我最早一次严重发作是在 12 岁的时候。因为风湿热，我在床上躺了三个月——唯一下床的时候也只是去洗手间和看医生。等到我能够再次下床行走以后，我又经历了很长一段时间的失眠。直到有一天晚上，我崩溃到大哭，脑子里想到的都是我父母有一天会离开这个世界之类的事情。事实上，我家里总是充斥着无休止的争吵和喊叫——我的父母总是吵架，我父亲会对着激怒他的人吼叫，声音大到即使我们的邻居关上窗户也可以听到。在那三个月里，除了暂时躲避到书的世界里，我的生活从未离开过那个房间。我始终记得，那个时候高兴或者任何类似的情绪都会让我感到害怕，我认为抑郁的一个表现就是麻木。我就那样躺在床上，听着屋外的争吵。

抑郁也时不时地给我的婚姻造成困扰，把我和我的朋友、家人隔离开来，甚至差点让我丢掉工作。我两个已成年的儿子，他们在儿童时期就已经受到了抑郁症的折磨，大儿子曾经两次尝试自杀。这可能提示抑郁是可以遗传的，当然，这种观点不完全正确，但是我非常坚信我的抑郁症对我的两个儿子的精神健康有影响[①]。

我的小儿子有自闭症和发育障碍，这给他治疗抑郁症的道路上又设置了一重障碍。我知道我母亲家里也有几个成员患有抑郁症，但是他们并没有去看医生。在40年前，患有精神疾病会被视作污点，那个时候谈论这些或者承认受到精神疾病的困扰是非常困难的。

我最初接受心理治疗是因为绝望的心理状态，也因此遭到了家里人的广泛指责。我母亲坚信我每一次治疗的时候都是在说她的坏话，尽管我跟她保证我其实跟医生聊的是其他事情，当然她的猜测也并非完全是错的。当我18岁的时候，我的抑郁症状已经很严重了，并且这样的状态已经维持了一段时间。我始终不清楚到底是什么原因导致了我的抑郁症病情恶化，直到差不多20年以后，我发现我仅存的关于童年的回忆基本上都是伤心和惧怕。

我是我们家五个孩子里面年纪最大的，在我五岁的时候我们家就已经有四个孩子了。一直以来我们的经济都不宽裕，我记忆中最多的画面就是父母之间无休止的争吵和对我们大喊大叫。而诱发因

---

①作者注：Judy 想要表达的是基因和环境都很重要。如果一个孩子去模仿精神疾病，他就有可能发展出精神疾病，而基因可能会把精神疾病传递给下一代。模仿父母的精神疾病本身也是一个问题，因为这种行为会诱发精神疾病，尤其是当孩子的基因本身就带有这种倾向时。

素似乎根本不值一提，尤其是我父亲，有些事情毫无缘由地就会激怒他，然后他就开始大喊一些很污秽的言语，有的时候也会对我们拳打脚踢。很多年以后，我的阿姨告诉我，有那么几次，我父亲在家里的一小段楼梯上来回地踢我，我甚至记得，有一次不知道弟弟做了什么，我父亲就把弟弟从客厅沿着过道踢进了卧室。

我想真正把我从绝望中拯救出来的是我的外公外婆。我跟他们相处的时间非常久，虽然我的外婆很严厉，但是她总是能够让我感受到她对我的爱。我很崇拜我的外公，但是他在我八岁的时候就去世了。我母亲因此受到了巨大的打击，所以我哀悼他是不被允许的，但我至今仍旧非常想念他。曾经有一次，在我外公因癌症离世的前不久，我得到允许去医院探望他。在那个时候，疼痛治疗还是非常落后的，连我都看得出来他在忍受着可怕的折磨。我还能清楚地记得他躺在棺材里的时候身上穿了什么颜色的衣服，但我不能哭，因为在那个年纪，我已经知道，如果我哭泣，那随之而来的就是惩罚。

在我的第一个孩子出生之后，我经历了产后抑郁，那个时候我对产后抑郁并不了解。我会感觉不去工作是很奇怪的，而我的儿子在那个时候对婴儿配方食品和豆奶过敏，这导致他很容易生病，而且一天里大部分的时候他都在哭闹，而我则在我先生去上班以及下班回家的时候都会哭泣。我没想到我回到工作岗位的时间会比我预想的更早，因为我的儿子是晚产儿，我已经多等了他四周。回去工作对缓解我的病情起到了一点作用，但我最终还是去找了医生并且服用了几个月的抗抑郁药。四年后，当我生了第二个儿子以后，我比之前更早开始用药，因而成功避开了很糟糕的发病时段。

在我的小儿子三岁的时候，我开始注意到不对劲。我总是很容易发脾气，尤其是对我的先生。我最终重新开始接受心理治疗，但之后的几年没有再去看过心理医生。我讨厌自己和身边的所有人，有一阵子我甚至觉得如果我有枪，我会对跟我毫无关系的人开枪。我感觉我似乎在寻找一些答案，然而我都不知道问题是什么。我的心理治疗师对我抑郁症的态度让我感到很羞愧，我无法从这种境况中走出来。五年毫无进展的心理治疗让我感到疲惫，我开始感到疑惑，为什么我对童年的记忆这么模糊，甚至"童年"这个词对我来说像是一条厚重的毛毯，压得我喘不过气来。我决定尝试催眠，看看能挖掘出什么。我知道很多人对于用催眠这种方式来检索大脑中的记忆是非常谨慎的，对我而言，这种方式恰恰让我能够对过去的生活有一个相对完整的认知，其中很多后来都被一个亲戚和我自己拼凑起来的已知事实证实。这些记忆太真实了，甚至一度让我有生理上的反应，如自发性出血。

我仍旧在从被虐待的阴影里走出来的过程当中，也仍旧在和抑郁症做斗争，虽然发病不会像以前那么严重，然而每一次都还是会让我倍感挫折。我在网上搜寻到了一个帮助抑郁症患者的团体。我发现，也许我也可以帮助别人。每一个患有抑郁症的人都觉得自己是座孤岛，即便他知道事实并非如此。我们必须面对抑郁症带给我们的耻辱。这通常不适合被拿出来作为社会性话题讨论，但是抑郁症会吞噬我们的生活，毒害我们的思想。在这个团体中，很多成员都经历过不同的创伤，特别是在孩童时期。在网上人们可以写下自己的感受，可以问问题，可以寻求帮助，也会发现那些曾经和自己走过同一条路或者正和自己走同一条路的人。我们会彼此帮助，努力掩盖抑郁症告诉我们的谎言。

也许偶尔，当一些病友写下自己有自杀倾向或者永远无法接受你的意见时，你会觉得很沮丧，但是我明白，在某个时刻你必须要放手并且去信任一个更大的力量。我们可以互相支持，然而我们真正能"拯救"的只有我们自己。

当我还是个孩子的时候，差不多从四岁之前开始就有迹象表明我可以轻而易举地从收音机或者录音里学会唱不同的歌曲。这是别人告诉我的，其实我自己对此并没有什么记忆，但我经常会被要求在家庭聚会上"表演"。对于那些记忆我似乎是缺乏感知力的，可能因为我是通过自动屏蔽动荡的家庭生活才生存下来的。当我四岁的时候，我妈妈带我去电视台参加了一个业余儿童节目的试镜，当时我被选中成为其中一个参与者。我唱了 *The Song from Moulin Rouge*（《红磨坊之歌》）（Georges Auric, 1952）。对于四岁的孩子而言，唱这首歌似乎有点奇怪，但是我却被告知唱 *The Song from Moulin Rouge* 比唱 *How much is That Doggie in the Window*（《橱窗里的小狗多少钱》）来得可爱。这是在 20 世纪 50 年代初期，如今恐怕很多人甚至都没有听说过后面的那首歌。

随着时间的推移，我发现我很喜欢在学校和教会里唱歌，尤其高中的时候，我特别享受在合唱团的日子。我上的是女子高中，我们会唱很多古典作品。我可以完全沉浸在音乐里面，很努力地练习，以至于有的时候，在音乐会之前我会失声，这让我很抓狂。

如今回望过去，我发现年轻的时候我是多么需要唱歌这件事，因为这是一种可以让我暂时逃离现实的方式，也是一种情绪的宣泄。成年之后，有那么几年我也参加过几个合唱团，然而后来都放弃了，因为工作和孩子占据了我大部分的时间。

几年前我从压力很大的工作岗位上退休之后，一直在寻找机会重新回到音乐的世界。两年前，我得知有一个表演合唱团在招新成员，就趁机去参加面试并且入选了。这也是我第一次接触编舞工作，比单单唱歌的工作量要大，但是非常有趣。如果我某天过得不太好，仅仅是去参加练习和彩排就可以改善我的心情，因为练习和彩排要求我和别人互动，而这往往是我抑郁的时候最不想做的事。然而真正让我战胜生活和家庭每天给我带来的挑战的还是音乐本身。可能这就是正念起作用的一种形式，但是确实能让我着眼于当下。如果我可以把自己完全投入到音乐当中，还可以从视觉和情绪上激起一些回忆，为我的当下增添色彩，好像我可以跳出自身看到一个更完整的画面。

我不清楚唱歌这件事是如何起作用的，但它确实给我的生活增添了另一个维度，即使我的朋友、家人没有和我一样的兴趣（或热情），也会因为唱歌而使我们之间产生一种奇妙的连接。我非常珍惜这个机会，因为我还可以追逐自己热爱的音乐，也希望能在声音过于衰老之前再多唱几年。

## 焦虑症与引导性放松治疗

通过在线上帮助不同的患者，我发现引导性放松治疗是帮助患者最有效的一种方式，把音乐与语言结合起来能够使患者进入深度松弛阶段，这种方式对于焦虑症患者和抑郁症患者都非常有效。

### 慢速腹式呼吸

- 在你家里你最喜欢的房间里，找到一个让你感觉最舒适的地方坐下来，可以是一把很舒服的椅子。
- 放一些让你感到放松的音乐。
- 把手放在腹部。
- 开始缓慢地、平静地深呼吸。想象你的上半身是一个需要被空气充满的器皿。想象空气一直流动到你的腹部，乃至肚脐以下。保持这样平静的呼吸，让自己越来越放松。
- 慢慢地吸气、呼气，在吸气和呼气的时候各数五个数字。
- 保持呼吸，并且逐渐把整个吸呼的过程拉长。慢慢来，不要着急，你的目的就是要慢慢地呼吸，并且在听音乐的同时一直持续这个过程，享受这个过程。

这个呼吸练习坚持差不多五天，就可以进入下一个阶段，也就是引导式放松。之所以这样做，是因为首先需要通过呼吸练习来了解如何呼吸。我认为最好的引导性放松治疗口令见于《疗愈空间——口头指令引导冥想式深度放松》。

每天做一次引导性放松，坚持一个月左右，这样可以减轻焦虑，也可以改善抑郁情绪。呼吸其实是焦虑的一个中心问题，因为焦虑不仅会使精神错乱，也会让呼吸混乱（Martin，2013）。请一定牢记，千万不要在开车或者做其他带有安全隐患的事情如操作机械时进行放松治疗。

最后，对于焦虑症和抑郁症，这种治疗方式的秘诀在于：一定要选择可以减轻症状，并且针对个人有用的音乐。为此，必须反复试验，看什么是有效的、什么是无效的。因为，正如我在前文所说的，我们每一个人都是不同的。

### 正念减压法

另一种非常有帮助的方法是正念减压法，我已经对许多认为自己工作无意义、无聊或者烦恼的人使用过。我给出的建议是沉浸到自己的工作中，就好像其他任何事物都不存在一样，使工作变成自我激励。

在经过多次试验和严格的观察之后我发现，当人们在创造他们热衷的事物，如一种爱好或者一件有回报的事情时，他们就会忘记其他的一切，全身心投入到这件事情中。我在工作时也会倾向于忘记我的问题和情绪，全身心投入工作，能够忘我地"迷失"

在工作中，其实是一种很美妙的体验。我想所有真正的艺术家都有过这种体会。

在我努力帮助别人的过程中，我也与那些在人生的某个阶段曾经是精神疾病专家的患者沟通过。以下这段话来自一个患有Ⅰ型双相障碍的朋友：

正念减压是可以越过条件思维以及随之而来的情绪反应和行为的一种方式。当对意识到的想法没有一个判断的时候，是不会出现情绪或者行为反应的。想法是可以观察到的。如果感到情绪不安，可以选择去面对自己的想法并对之进行分析，而不是去抑制附带的消极情绪或者进一步限制想法。这样就可以基于对当下的认知做出正确的举动，而不是条件反射地受过去反应的影响。条件性、非理性思维会自动存储在我们的意识中并且非常常见，而觉察身体和心灵是一种感知条件性、非理性思维带来的情绪和身体反应的方式。

父母抛弃孩子有很多原因，有时是出于不理性和自私，有时是出于爱。然而这些都是父母的责任，并不是孩子的过错。但是孩子成长的过程可能会很痛苦，他们会因为受过的伤害而埋怨父母，或者埋怨他们自己。在这两种情况下，伤害已经在孩子的意识中形成了。被抛弃是一个事实，而伤害也已经存在了。抛弃并不是孩子价值的反映，而是在那个当下父母倾其所有、尽其所能做出的举动。

自我就好像一个仓库，存放了过去的经历、情境，我们对它们的处理方式，当时的结果，以及对于这些事件相关的自我形象的解析。自我就是我们基于这些经验与周遭世界进行互动的一个工具。

这些信息可能在曾经的某个时段和小孩子的非理性思维或者当时所发生的事件相关联，而且这些信息大部分是不合理的，不能被应用到当下的一些事件中，因为每一个事件都是独特的。

在我身上发生的故事是"我"，在我生命里出现过的所有人是"我"，我所拥有的一切是"我"，我所获得的所有成就是"我"，我贴在自己身上的所有标签是"我"，所有这一切都是"我"，"我"就是通过所有这些外部发生的事件来形容自己的。

我和所有这一切都是息息相关的，如果没有这一切，我就是空洞的，我就不是我自己，是这一切铸造了"我"。如果把我与所有这一切分离开来，我就会觉得丢失了一部分的"我"，所有这一切都是组成"我"的重要部分。如果缺失了我认为值得拥有的一部分，我也是空洞的，因为我丢失了一部分的"我"。

我创造了我所拥有的经历，并且把它们视为财富，不论好坏。我使自己脱离了其他人与事物，然而，也正是与他们一起的这些经历构成了关于我的故事：我是谁，我要成为谁。

我并不是我自己，我称自己为一块裹尸布，我为自己选择了我想要和不想要的感知事物的方式。我活在过去而不是当下，以充分体会"我是谁"。如果我没有过去，没有那些使我变完整的碎片，如果把我与其他的一切分离，那么我是谁？

　　这个创造出的"自我"的背后是什么？我是否像其他人一样创造了另一个"自我"，通过阐述和判断由这个个体自我创造分离出另一个自我创造的个体，而这在本质上是不合理的，并且是由个体所扮演的角色或拥有的财产来描述的？这就是"自我"的裹尸布，而我们透过它来看穿这个世界。我们应当如何透过这层裹尸布去观察、了解世界在此刻的真实面貌呢？

　　其实在我帮助精神疾病患者的过程中，除了我身边的几个朋友、我的妻子以及我自己，我很少真的有机会去帮助那些患有抑郁症的人。所以我向一个做了三十多年心理学家的朋友 Bob Rich 询问了如何去帮助抑郁症患者。我告诉他我帮助过很多患有双相障碍、阿尔茨海默病、自闭症和精神分裂症的人，但我对于帮助抑郁症患者并没有非常大的信心。正如我之前所说，抑郁症患者倾向于避免进行所有的活动，尤其是听音乐。

# 第八章 总 结

音乐可以应用于心理治疗的许多领域。在本书中，我已经讨论了一些将音乐与心理学结合起来帮助患者的方法。必须强调的是，音乐和心理治疗都无法治愈任何心理和生理上的缺陷。真正重要的是音乐治疗师和服务对象之间的特殊关系，就像 Carl Rogers 多年前描述的以人为本的理论（Davidson et al., 1990）一样。

在第二章，我讨论了我帮助阿尔茨海默病患者的经历。我的主要观点之一是：音乐记忆不受疾病的影响，而且音乐记忆可以被激发，进而帮助进行非音乐记忆，至少可以促进非音乐记忆。这个想法是基于大脑具有可塑性的理念。此外，从基于循证和实践的研究中我们已经看到可以通过演奏乐器（尤其是钢琴）对大脑进行刺激，进而增强阿尔茨海默病患者的记忆力。此外，我还讨论了通过使用少量歌曲的简单实践来帮助患者完成并记住日常任务的有效性。最重要的是，音乐可以减轻焦虑，提升幸福感，为患者提供一种新颖的、更积极的生活方式。

在第三章，我讲述了精神疾病的定义。

在第四章，我讨论了音乐是如何帮助双相障碍患者的。同时明确讨论了聆听歌曲的好处，尤其是根据特定目的、情绪和症状来选择歌词的好处；以及间接体验要素，患者通过聆听歌曲发现词曲作者的感受和行为与他们的经历是相似的。我讨论了音乐可以帮助患者应对痛苦，就像我妻子的案例一样。从这个意义上讲，音乐成了一种复刻工具和朋友。最后，我讨论了音乐如何通过赋予患者身份和目的来帮助患者，尤其是当他们独自唱歌并为自己创建专属歌单时。如此，这些歌词便可以帮助患者为自己创建身份，特别是在他们感到困惑、沮丧或焦虑时。

在第五章，我讨论了自闭症，特别强调给自闭症患者上的第一堂课尤为重要。在课堂上，注意不要向患者施加压力，而要让他们通过探索和自我参与来开启音乐之旅。我阐述了我总是通过让他们对音乐教室中发生的事情感到好奇的方式来开始课程，并且证明了拥有一个能够吸引自闭症儿童注意力的有趣的学习方式的重要性。我认为学习应该是有趣的，而不是强迫性的或类似于工作性质的，音乐可以成为自闭症儿童参与某些社交活动的媒介，并以此为基础构建未来。从研究中我们已经了解到音乐可以刺激大脑的两侧，从这个意义上讲，它可以促进交流、社交互动和友谊的建立。我讨论了女孩与男孩之间的不同之处。由于性别差异以及我们将女性概念化的影响，女孩有可能更加善于隐藏自己的症状，所以音乐治疗师要意识到女孩可以很好地掩饰自闭症，并且由于文化差异，她们的自闭症常常不为人知。

在第六章，我讨论了精神分裂症，特别是抗精神病药物并不总是有效的且具有严重副作用的事实。音乐对患者有益，因为它对大脑有积极作用，可促进认知和注意力的改善，并减少精神病症状。

在第七章，我讨论了焦虑症和抑郁症，这两种疾病虽然有所不同，但也有相似之处，并且许多患有焦虑症的人同时也患有抑郁症（反之亦然）。正念减压法和慢速腹式呼吸等引导性放松已被证明是非常有用的，特别是对于调节呼吸、心率和促进健康而言。

音乐和心理学结合起来会非常强大。然而，需要牢记的是，如果音乐治疗师和服务对象之间没有建立良好的关系，那么音乐和心理学都是无用的。从个人经验来看，与所帮助的人建立特殊的纽带才是真正有意义的。大多数人都有能力走出他们经常陷入的绝望深渊，他们所需要的只是一只援助之手和一个走过这条路并且能为他们指明出路的人。我很幸运，我患有Ⅱ型双相障碍，我的患病经历和漫长的康复之路使我可以通过我的直接经验去帮助别人。不是所有的音乐治疗师都有直接的经验，除非他们也曾亲身体会过精神障碍。事实上，我相信最好的音乐治疗师是那些经历过精神障碍的人。

从这个角度来看，音乐和治疗对于一个好的音乐治疗师而言是完美的工具。我相信，音乐治疗师有一种天赋，那就是对所有人和这个世界都有极大的同理心，并且在所有领域都具备高智商，不仅是理性智商，还是精神性和创造性的智商。毫无疑问，在我看来，一个音乐治疗师必须具备良好的品质，使他具备合适的人格以胜任这份工作。这些品质包括：对服务对象透明、诚实的全方位沟通，关心、尊重、耐心、爱心和毅力。一旦具备了这些品质，再加上对循证、实践和音乐知识的深入了解，音乐治疗师就可以整装待发了。

# 参考文献

ACE: https://en.wikipedia.org/wiki/Adverse_Childhood_Experiences_
Study http://www.cdc.gov/violenceprevention/acestudy/index.
html.

Alvin J. (1966) Music Therapy. UK: John Baker Publishing.

American Psychiatric Association. (2013). Diagnostic and statistical
manual of mental disorders (5th ed.)

Anderson, P., (2019). Music Cuts Need for Antipsychotics in Agitated
Inpatients, Medscape Online retrieved from: www.medscape.
com/viewarticle/913205.

Andrews, G., Creamer, M., Crino, R., Hunt, C., Lampe, L., & Page, A.
(2003). The treatment of anxiety disorders: Clinician guides
and patient manuals (2nd ed.). New York, NY: Cambridge
University Press.

Arky, B. Why Many Autistic Girls Are Overlooked, Child Mind Institute.
Retrieved from https://childmind.org/article/autistic-girls-
overlooked-undiagnosed-autism/ on March 2, 2020.

Bailey, C. H. & Kendel, E. R. (1993). Structural changes accompany
memory storage. Annual Review of Physiology. 55, 397-426.

Balbag, M, A., Pedersen, N, L., and Gatz, M. (2014). Playing a Musical
Instrument as a Protective Factor against Dementia and
Cognitive Impairment: A Population-Based Twin Study.
International Journal of Alzheimer's Disease Published

online 2014 Dec. 2. Doi: 10.1155/2014/836748.

Barlow, D. H. (2002). Anxiety and its disorders: the nature and treatment of anxiety and panic (2nd ed.). New York, NY: Guilford Press.

Beatty, M. J., Heisel. A. D., Hall, A. E., Levine, T.R. & La France, B, H. (2002). What can we learn from the study of twins about genetic and the environmental influences on interpersonal affiliations, aggressiveness and social anxiety?: a meta-analytic study. Communication Monograph, 69(1),1–18.

Becht M. C. & Vingerhoets A. J. J. M. (2002). Crying and mood change: a cross-cultural study. Cogn. Emot. 16 87‒101 10.1080/02699930143000149.

Beck, S. J. (2011). Cognitive therapy: basic and beyond (2nd.ed).New York, NY: The Guilford Press.

BeyondBlue.org.au. (2020). The science behind your smile. Retrieved October 04, 2020, from https://www.beyondblue.org.au/personal-best/pillar/in-focus/the-science-behind-your-smile.

Bednarz, L. F. & Nikkel, B. (1992). The role of music therapy in the treatment of young adults diagnosed with mental illness and substance abuse. Music Therapy Perspectives, 10(1), 21–26. Doi: 10.1093/mtp/10/1/21.

Bishop, N. A., Lu, T. & Yakner, B. A. (2010). Neural mechanisms of ageing and cognitive decline. Nature 464,529–535, doi: 10.1038/nature08983.

Blackburn R. & Bradshaw T. (2014). Music therapy for service users with dementia: A critical review of the literature. J Psychiatric

Ment Health Nurs. 2014;21(10):879‐888.

Blacking, J. (1995). How musical is man?. Seattle: University of Washington Press.

Bruscia, K. E, (2014). Defining music therapy (3rd ed.) Barcelona Publishers.

Burton, L., Western, D. & Kowalski, R. (2012). Psychology    ― 3rd Australian and New Zealand Edition. (3rd ed.). Brisbane, Australia: John Wiley & Sons.

Carpenter, S. (2013). Neuropsychoanalysis ― Building Bridges Between Psychoanalysis, Neuroscience, Psychology and Psychiatry [Electronic newsletter]. Retrieved from http://www.neuropsa. org.uk/what‐freud‐got‐right.

Castonguay, G. L., Boswell, F. J., Constantino, J. M., Goldfried, R. M. & Hill, E. C. (2010). Training implications of harmful effects of psychological treatments. American Psychologist. 65, 34–49.

Clark, D. M. & Wells, A. (1995). A cognitive model of social phobia. In R. G. Heimberg, M. R. Liebowitz, D. A. Hope & F.R. Schneider (Eds.), Social Phobia (pp. 69 –93). New York, NY: The Guildford Press.

Clarke, E., Dibben, N., & Pitts, S. (2012). Music and mind in everyday life. Oxford: Oxford University Press.

Coles, M. E., Hart, T. A. & Humberg, R. G. (2001). Cognitive behavioural group treatment for social phobia. In Crozier,W. R., & Alden, L. E. (Eds.), International handbook of social anxiety: concepts, research and interventions relating to self and shyness (pp. 449–470). London, UK: John Wiley and Sons

Ltd.

Cooper, M. (2008). Essential research findings in counselling and psychotherapy: the facts are friendly, London: Sage.

Corey, G. (2011). Theory and practice of counseling and psycho–therapy, student manual. Wadsworth Publishing Co. Inc.

Cornelius R. R. (1997). Toward a new understanding of weeping and catharsis? in The (Non) Expression of Emotions in Health and Disease A. J. J. M. Vingerhoets & F. J. Published in: Emotional expression and health. Van Bussel (eds). https://pure.uvt.nl/ws/portalfiles/portal/582317/stougier.PDF

Corry, M. & Tubridy, A. (2001). Going mad? Understanding mental illness. Dublin: Newleaf, Gill & Macmillian Ltd.

Cross, I & Woodraft, G, E. (2009). Music as a communicative medium in R. Botha & C. Knight (Ed.). The prehistory of language (Vol. 1. Pp. 113–144). Oxford: Oxford University Press.

Darwin, C. (1998) The expression of the emotions in man and animals (3rd ed.). London: Harper and Collins Publishers. De Sousa, A., & De Sousa J. (2010). Music Therapy in Chronic Schizophrenia. Journal of Pakistan Psychiatric Society, 7(1): 126–137.

Doidge, N. (2010). The brain that changes itself. (Rev. ed.). Victoria, Australia: Scribe Publications Pty Ltd.

Douglas S. (2001). Comorbid major depression and social phobia. Primary Care Companion Journal of Clinical Psychiatry: Psychotherapy Casebook, 3(4): 179–180.

Dubi, K., Rapee, R. M., Emerton, J. L. & Schneiring, C.A. (2008). Maternal modelling and the acquisition of fear and avoidance in toddlers: influence of stimulus preparedness and child temperament. Journal of abnormal child psychology, 36, 499–512.

Dweck, C. S. (2006), Mindset: the new psychology of success. New York: Random House.

Epstein, F, S., in Arky, B., (2020) Why Many Autistic Girls Are Overlooked. Child Mind Institute. Retrieved from https:// childmind.org/article/autistic-girls-overlooked-undiagnosed- autism/ on the 4/2/ 2020.

Eustache, F., Lechevalier, B., Viader, F. & Lambert J. (1990). Identification and discrimination disorders in auditory perception: a report on two cases, Neuropsychologia, 28: 282–91.

Finke, C., Esfahani, N. & Ploner, C. (2012). Preservation of musical memory in amnesic professional cellist, Curr Biol 22: R591–2.

Fleming, S. (2019), This is the world's biggest mental health problem — and you might not have heard of it. World Economic Forum. Retrieved from.

https://www.weforum.org/agenda/2019/01/this-is-the-worlds-biggest- mental-health-problem/ on the 3/20/2020. Freeman, A., Pretzer, J., Fleming, B., & Simon, K. M. (1990). Clinical application of cognitive therapy. New York: Plenum Press.

Geretsegger, M., Elefant, C., Mössler, K., & Gold, C. (2014). Music therapy for people with autism spectrum disorder. The Cochrane library, (6).

https://doi.org/10.1002/14651858.CD004381.pub3.

Grieger, R. & Boyd, J. (1980). Rational–emotive–therapy: a skills–based approach. New York: Van Nostrand Reinhold.

Groussard, M., La Joie, R., Rauchs, G., Landeau, B., Chetelat, G. & Viader F. (2010). When Music and Long–Term Memory Interact. Effects of Musical Expertise on Functional and Structural Plasticity in the Hippocampus. PLos ONE 5(10):e13225. http://doi.org/10.1371/journal.phone.0013225.

Hanon, C. L. (1928). The virtuoso pianist in Sixty exercises for the piano. New York: G. Schirmer.

Halladay, A. K., Bishop, S., Constantino, J. N., Daniels, A. M., Koenig, K., et al.. (2015). Sex and gender differences in autism spectrum disorder: Summarizing evidence gaps and identifying emerging areas of priority. Molecular Autism, 6(1). doi:10.1186/s13229–015–0019–y.

He, H., Yang, M., Duan, M., Chen, X., Lai, Y., Xia, Y., Shao, J., Biswal, B. B., Luo, C., & Yao, D. (2018). Music Intervention Leads to Increased Insular Connectivity and Improved Clinical Symptoms in Schizophrenia. Frontiers in neuroscience, 11, 744. https://doi.org/10.3389/fnins.2017.00744.

Heimberg, R. G., Stein, M, B., Hiripi, E. & Kessler. R. C. (2000). Trends in the prevalence of social phobia in the United States: a synthetic cohort analysis of changes over four decades. Eur Psychiatry, 15, 29–37.

Holmes, J. (1993). Between art and science: essay in psychotherapy and psychiatry. New York: Routledge.

Hope, D. A., Burns, J. A., Hyes, S. A., Herbert, J. D. & Warner, M.D.

(2010). Automatic thoughts and cognitive restructuring in cognitive behavioral group therapy for social anxiety disorder. Cognitive Therapy Research, 34: 1–12.

Insel, T. (2013). Director's blog: antipsychotics: taking the long view [Electronic mailing list message] Retrieved from http://www. nimh.nih.gov/about/director/2013/antipsychotics–taking–the– long–view.shtml.

Ipser, J. C., Carey P., Dhansay, Y., Fakier, N., Seedat, S. & Stein D.J. (2006). Pharmacotherapy augmentation strategies in treatment–resistant anxiety disorders. Cochrane Database Syst Rev. Oct 18(4):CD005473.

Jamison, K. R. (2014). Bipolar disorder and the creative mind. CNN. http://www.cnn.com/2014/08/14/opinion/jamison–depression– creativity/.

Johnson, J. K & Chow M. L. (2015). Hearing and music in dementia. Handb Clin Neurol. 129:667–687. [https://www.ncbi.nlm. nih.gov/pmc/articles/PMC4809670/.

Kessler, R. C., Berglund, P., Demler, O., Walters, E. E. & Jin, R. (2005). Lifetime Prevalence and Age–of–Onset Distributions of DSM–IV Disorders in the National Comorbidity Survey Replication, Archives of General Psychiatry, 62(6): 593–602.

Khalfa, S., Roy, M., Rainville, P., Della Bella, S. & Peretz I. (2008). Role of tempo entrainment in psychophysiological differentiation of happy and sad music? Int J Psychphysiol, 68:17–26.

Koelsch, S. (2009). A neuroscientific perspective of music therapy. Annals of the New York Academy of Sci. 1169:374–84. doi:

10.1111/j.1749-6632.2009.04592.x. https://www.ncbi.nlm.nih.gov/pubmed/19673812.

Koelsch, S., & Jäncke, L. (2015). Music and the heart. European Heart Journal, 36(44), 3043-3049. doi:10.1093/eurheartj/ehv430.

Lai, M.C., Lombardo, M.V., Ruigrok, A.N., Chakrabarti, B., Wheelwright, S.J. & Auyeung, B. (2012). Cognition in males and females with autism: similarities and differences. PLoS One. 7:e47198. doi: 10.1371/journal.pone.0047198https://www.ncbi.nlm.nih.gov/pmc/articles/PMC3474800/

Legg J. T., (2018). Everything you need to know about autism. Retrieved from https://www.healthline.com/health/autism.

Lutz,W., Sanderson,W., & Sherbow, S. (2008). The coming acceleration of global population ageing. Nature, 451, 716-719. Doi: 10.1038/nature06516.

Martin, G. & Pear, J. (2020). Behaviour modification: what it is and how it works. Pearson Educational International.

Martin, P. (2013). Depression and Anxiety in Preschoolers. Author manuscript; available in PMC 2013 Oct 22. Published in final edited form as: Depress Anxiety. 2013 Apr; 30(4): 315－320. Published online 2013 Mar 6. doi: 10.1002/da.22076

Maté, G. (2010). In the Realm of Hungry Ghosts: Close Encounters with Addiction. Berkley, California :North Atlantics Books.

McChesney-Atkins, S., Davies, K.G., Montouris, G.D., Silver, J.T. & Menkes, D.L. (2003). Amusia after right frontal resectionfor epilepsy with singing seizures: case report and review of the literature, Epilepsy Behav 4: 343-347.

Naukkarinen, H. (1984). Music Therapy in Schizophrenia. In: Houldin V. (Ed). Social Psychiatry, 231–236. doi:10.1007/978–1–4684–4535–0_24.

Neenan, M. & Dyden, W. (2011). Rational emotive behavioural therapy in a nutshell. (2nd ed.). London: Sage Publications.

Nilsson, U. (2009). Soothing music can increase oxytocin levels during bed rest after open–heart surgery: A randomised control trial. Journal of Clinical Nursing, 18(15), 2153–2161. doi:10.1111/j.1365–2702.2008.02718.x

Nyklíček, I., & Vingerhoets, A. (2002). (Non–)Expression of emotions in health and disease. Abingdon: Brunner–Routledge.

Niznikiewicz, M. A., Spencer, K. M., Dickey, C., Voglmaier, M., Seidman, L. J., Shenton, M. E. & McCarley R.W. (2009). Abnormal pitch mismatch negativity in individuals with Schizophrenia.. 110(1–3):188–93. doi: 10.1016/j.schres.2008.10.017. Epub 2009 Mar 27.schizotypal personality disorder.

Page, A. C., Menzies, R. G., Bryant, R. A. & Abbott, M. (2011). Anxiety disorders (pp. 45–90). In E. Rieger (Ed.), Abnormal psychology: Leading researcher perspectives. (2nd ed). Melbourne: McGraw–Hill.

Pearson, C., Mann, S., & Zotti, A. (2017). Art therapy and the creative process: A practical approach. Ann Arbor, MI: Loving Healing.

Press. Peters, J. S. (2000). Music therapy: An introduction. Springfield, IL: Charles C. Thomas Publishers, Ltd.

Porter, R. S., Kaplan, J. L., Lynn, R. B., & Reddy, M. T. (2018). The Merck manual of diagnosis and therapy.

Pull, C. B. (2005). Current status of virtual reality exposure therapy in anxiety disorder. Editorial review. Current Opinion in Psychiatry, 18, 7–14.

Rea, C., MacDonald, P. & Carnes, G. (2010). Listening to classical, pop, and metal music: An investigation of mood. Emporia State Research Studies. Vol. 46, no. 1, p. 1–3. http://academic.emporia.edu/esrs/vol46/rea.pdf.

Read, J., van Os, J., Morrison, A. P., & Ross, C. A. (2005). Child-hood trauma, psychosis and schizophrenia: a literature review with theoretical and clinical implications. Acta Psychiatr Scand, 112: 330 – 350. doi: 10.1111/j.1600–0447.2005.00634.x.

Rich, R. (2019). From depression to contentment: A self–therapy guide. Ann Arbor, MI: Loving Healing Press.

Rieger, E. (2011). Abnormal psychology: Leading researcher perspectives. (2nd ed.). Melbourne, Australia: McGraw–Hill. Rogers, C. (1951). Client–centered therapy: Its current practice, implications and theory. London: Constable ISBN 978–1–84119–840–8.

Rogers, C. (1957). The necessary and sufficient conditions for thera–peutic personality change. Journal of consulting psychology, 21(2): 95–103.

Salisbury, D. F., Shenton, M. E., Griggs, C. B., Bonner–Jackson, A. & McCarley, R.W. (2002). Mismatch negativity in chronic schizophrenia and first–episode schizophrenia. Arch Gen Psychiatry. 59(8):686–94 doi: 10.1001/archopsyc.59.8.686.

Samson, S. & Peretz, I. (2005). Effects of prior exposure on music liking and recognition in patients with temporal lobe lesions. Ann N Y Acad Sci, 1060: 419–28.

Schellenberg, E. G., Corrigal, K.A., Dys, S.P. & Malti, T. (2015). Group music training and children's prosocial skills. PLoS ONE. 10:e0141449. doi:10.1371/journal.pone.0141449.

Sharda, M., Tuerk, C., Chowdhury, R., Jamey, K., Foster, N., Custo-Blanch, M., Tan, M., Nading, A., Hyde, K. (2018). Music improves social communication and auditory–motor connectivity in children with autism, Translational Psychiatry, Published online 8: 231. Doi: 10.1038/s41398–018.

Simonelli, D. (2013). Working class heroes: Rock music and british society in the 1960s and 1970s, Lanham, MD: Lexington Books.

Sismey, G. & Gillett, G., (2015). Music Therapy as a treatment for Schizophrenia, retrieved from https://www.cebm.net/wp-content/uploads/2015/10/Music–therapy–as–a–treatment–for–schizophrenia–GS–and–GG.pdf.

Smith, M., Segal, J., & Hutman, T. Helping Your Child With Autism. HelpGuide. Your trusted guide to mental health and wellbeing http://www.helpguide.org/articles/autism–learning–disabilities/helping–your–child–with–autism–thrive.htm.

Stein, M. B. & Stein, D. J. (2008). Social anxiety disorder. Lancet. 29, 1115–25.

Stoner, G. Fung, R., Gil–da–Costa and Albright, T. (2013). Salk researchers develop new model to study schizophrenia and other neurological conditions: model should have widespread application for pharmaceutical research. Retrieved from http://www.salk.edu/news/pressrelease_details.php?press_id=636.

Taylor, S., Woody, S., Koch, W. J., McLean, P., Paterson, R. J. & Anderson, K. W. (1997). Cognitive restructuring in the treatment of social phobia. Behavior Modification, 21, 487 – 511.

Taylor, S. E., Klein, L. C., Lewis, B. P., Gruenewald, T. L., Gurung, R. A. & Updgegraph, J. A. (2000). Biobehavioural responses to stress in females: tend and befriend, not fight or flight. Psychological review, 107, 411– 429.

Todd. G. , Michie, P.T., Schall, U., Ward, P.B., Catts, V.S. (2011). Mismatch negativity (MMN) reduction in schizophrenia — Impaired prediction — error generation, estimation or salience? Int. J. Psychophysiol. (2011), doi:10.1016/j.ijpsycho.2011.10.003.

Tuggart, A. (2011). A critique of CBT– part 1. Retrieved from http://andrewjtaggart.com/2011/10/26/a–critique–of–cbt–part–1/ on April 2, 2013.

Västfjäll, D. (2001). Emotion induction through music: A review of the musical mood induction procedure. Musicae Scientiae, 5(1_suppl), 173–211. doi:10.1177/10298649020050s107.

Vocabulary.com https://www.vocabulary.com/dictionary/prosody retrieved on 3/10/2020.

Walkup, J.T., Albano, A. M., Piacentini, J, Birmaher, B., Compton, S.N. & Sherrill, J.T. (2008). Cognitive behavioral therapy, sertraline, or a combination in childhood anxiety. N Engl J

Med.

Watt, M. C. & Di Francescantonioa, S. (2010). Childhood Learning Experiences in the Development and Maintenance of Anxiety Disorders. Retrieved from: http://www.anxietybc.com/learning-and-anxiety.

Werling, D. M. & Geschwind, D. H. (2013). Understanding sex bias in autism spectrum disorder. Proc Natl Acad Sci USA. 110:4868‐9. doi: 10.1073/pnas.1301602110. https://www.ncbi.nlm.nih.gov/pmc/articles/PMC3612630/.

Zotti, A. (2014). Alfredo's journey: An artist's creative life with bipolar disorder. Ann Arbor, MI: Modern History Press.

Zotti, A. (2018). Got bipolar?: An insider's guide to managing life effectively. Ann Arbor, MI: Loving Healing Press.

# 词汇表

## A

ACE（adverse childhood experiences） 不良童年经历

alcohol 酒精类饮品

alcohol abuse 酒精滥用

Alzheimer's disease 阿尔茨海默病（又称老年痴呆）

anxiety 焦虑

ASD（autism spectrum disorder） 孤独症谱系障碍

Asperger syndrome 阿斯佩格综合征

auditory hallucination 幻听

autism 自闭症，孤独症

## B

Beach Boys 沙滩男孩

behavior modulation 行为调节

bipolar disorder 双相障碍（全称双向情感障碍，又称躁狂－抑郁
性精神病）

## C

catatonia 畸张症，紧张症

CDD（childhood disintegrative disorder） 儿童崩解症，儿童期整合
障碍症

childhood disintegrative disorder 儿童崩解症

cognition modulation 认知调节

cognitive potential 认知电位

communication modulation　沟通调节

cyclic psychosis　环性精神病（躁狂 – 抑郁性精神病中最温和的一
　　　　　　　　　种，英文也写作 bipolar light）

## D

dementia　痴呆

diaphragmatic breathing　腹式呼吸

drug abuse　药物滥用

DSM　《精神障碍诊断与统计手册》（英文全称为 *Diagnostic and*
*Statistical Manual of Mental Disorders*）

## E

emotion modulation　情绪调节

ERP event–related potential　事件相关电位

## G

gender difference　性别差异

guided relaxation　引导性放松

## H

hallucinations　幻觉

hobby　爱好

homeless　无家可归的

## I

insomnia　失眠

## M

mania　躁狂

manic–depressive psychosis　躁狂 – 抑郁性精神病

mindfulness　正念减压法

MMN（mismatch negativity）　失匹配负波

mood　心境

mood cycles　情绪周期

music memory　音乐记忆

music therapy　音乐治疗

musical instrument　乐器

mystic　神秘主义者

## N

negative emotion　消极情绪

neuroleptic drugs　神经安定药

## O

open dialogue　开放式对话

## P

PDD（pervasive developmental disorder）　广泛性发育障碍

prosody　韵律

psychosis　精神病

PTSD（post-traumatic stress disorder）　创伤后应激障碍

## R

rheumatic fever　风湿热

rumination　沉思

## S

sad song　悲伤的歌曲

schizophrenia　精神分裂症

social phobia    社交恐惧症，社交恐怖症

street drug    社会药物（包括毒品和滥用的治疗性药物）

## T

Tourette syndrome    抽动秽语综合征，图雷特综合征

# 作者简介

阿尔弗雷多·佐蒂（Alfredo Zotti），已故意大利作曲家、管弦乐队指挥兼音乐总监 Luciano Zotti 的儿子，母亲是 Cristina Zotti。

1974 年，Alfredo 和他的父母以及兄弟 Giovanni 移居澳大利亚悉尼。起初，因为他们一家人在一家薪资很低的木材厂工作，生活拮据。随着时间的推移，Luciano 成了音乐家，开始从事音乐教师的工作，他们一家人的生活由此慢慢有所改善。

1981 年，在经历了许多创伤性事件之后，Alfredo 开始了与双相障碍的终生对抗。他很快跌入人生的低谷，有一段时间他就像一个无家可归的人，靠社会药物和酒精来麻痹自己，在接受住院治疗和精心的门诊监护后情况得到了改善。

Alfredo 与同样患有双相障碍的 Cheryl MacDonald 结了婚，并且学习了大学课程。他获得了社会人类学荣誉学位。之后，Alfredo 继续在纽卡斯尔大学学习临床心理学，但没有完成学位学习，因为他认为学术界在预防和治疗精神疾病方面走的道路不正确，但他以优异的成绩完成了一、二、三年级的部分课程。Alfredo 还学习了钢琴，并且达到了八级的水平。

如今，Alfredo 全职照顾他的妻子，因为他的妻子患有多种残疾。他还定期组织筹款晚宴，通过他和其他音乐家一起演奏的形式，为当地的 Gosford 医院筹集资金，用于精神疾病患者的治疗。

　　此外，Alfredo 还为患者提供在线支持，用他的艺术帮助患者。虽然他不是执业音乐治疗师，但他确实在网上用音乐和艺术帮助了许多人。一些心理健康专家也经常向 Alfredo 咨询他的生活经验以及心理学和音乐方面的知识。到目前为止，包括本书在内，Alfredo 共出版了三本书。此外，他还曾在大学进行演讲，讲述自己患双相障碍的经历。

# 主译简介

李凯礼宓 女，博士，上海体育学院助理研究员。2012 年赴美留学，先后在美国纽约州立大学（SUNY-Fredonia）获得音乐教育（教育学）硕士学位，2014 年获全额奖学金，在美国马萨诸塞大学（UMass-Amherst）攻读博士学位，同时受聘任教于该校人文学院。研究方向为音乐治疗、音乐教育、音乐与神经科学等。以第一作者在国际权威 SCI、SSCI 及国内核心期刊（CSSCI）发表论文数篇，期刊为 *Frontiers in Psychology, Frontiers in Human Neuroscience* 等，2015 年后多次受邀参加国际学术会议并分享研究成果。

王雪强 上海体育学院运动康复学系教授，博士生导师，上海上体伤骨科医院院长，中国康复医学会物理治疗专委会青年委员会副主任委员，中国康复医学会疼痛康复专业委员会委员，上海市康复医学会理事，上海市康复医学会物理治疗专委会副主任委员。研究领域为运动康复与疼痛。主持国家自然科学基金 2 项，国家重点研发计划项目子课题 1 项，荣获上海市曙光学者计划、教育部霍英东教育基金会青年教师基金、上海市青年科技英才扬帆计划资助。担任 SCI 期刊 *Trials* 副主编，*Neural Plasticity* 客座主编，*Evidence-Based Complementary and Alternative Medicine* 客座主编，*BMC Geriatrics* 编委。以第一作者或通讯作者发表 SCI 论文 40 余篇（其中 JCR 一区 16 篇，中科院一区期刊 6 篇），发表期刊为 *Age Ageing*，*Neuroimage*，*Neurotherapeutics*，*J Sport Health Sci* 等 SCI 收录期刊。2019 年，荣获吴阶平医学基金会中国康复医疗机构联盟 2019 年度"突出贡献康复专家"，以第一完成人获得上海市科技进步奖三等奖；2018 年，被评为"上海市杰出青年康复治疗师"；2017 年，以第一完成人获得中国康复医学会科学技术奖二等奖。